牛津神经影像入门丛书

静息态 fMRI 功能连接入门

原　　著：〔英〕贾宁·比杰斯特博什（Janine Bijsterbosch）

　　　　　〔英〕斯蒂芬·史密斯（Stephen M.Smith）

　　　　　〔英〕克里斯蒂安·贝克曼（Christian F.Beckmann）

主　　译：马国林　尹建忠　杨　旗

审　　译：张　冰　王贵生　张　辉

　　　　　唐晓英

审　　校：黄瑞旺　焦　青　李海梅

　　　　　雷柏英　舒　妮　唐晓颖

天津出版传媒集团

天津科学技术出版社

著作权合同登记号：图字 02-2020-128

图书在版编目（CIP）数据

静息态 fMRI 功能连接入门 /（英）贾宁·比杰斯特博

什 (Janine Bijsterbosch),（英）斯蒂芬·史密斯

(Stephen M.Smith),（英）克里斯蒂安·贝克曼

(Christian F.Beckmann) 著；马国林，尹建忠，杨旗主

译 . — 天津：天津科学技术出版社，2021.5

　　书名原文：AN INTRODUCTION TO RESTING STATE
FMRI FUNCTIONAL CONNECTIVITY

　　ISBN 978-7-5576-8969-8

　　Ⅰ .①静… Ⅱ .①贾… ②斯… ③克… ④马… ⑤尹
…⑥杨… Ⅲ .①核磁共振成像 Ⅳ .① R445.2

　　中国版本图书馆 CIP 数据核字 (2021) 第 064270 号

静息态 fMRI 功能连接入门

JINGXITAI fMRI GONGNENG LIANJIE RUMEN

责任编辑：胡艳杰

出　　版：天津出版传媒集团
　　　　　天津科学技术出版社

地　　址：天津市西康路 35 号

邮　　编：300051

电　　话：(022) 23332695

网　　址：www.tjkjcbs.com.cn

发　　行：新华书店经销

印　　刷：天津新华印务有限公司

开本 880×1230　1/32　印张 7.125　字数 150 000

2021 年 5 月第 1 版第 1 次印刷

定价：98.00 元

此书的翻译出版得到了以下基金项目支持：

中日友好医院：国家重点研发计划（2020YFC2003903，2019YFC0120903，2016YFC1307001）；

国家自然科学基金（81971585，81571641 和 91959123）

内容提要

　　本书是一本关于静息态功能磁共振成像（fMRI）功能连接分析的入门工具书。全书分为 6 章，分别对 fMRI 功能连接、静息态 fMRI 的数据采集、静息态 fMRI 的数据预处理、基于体素的连接分析、基于节点的连接分析、fMRI 功能连接分析的结果阐述等内容进行了详细的讲解。本书可供静息态 fMRI 和功能连接领域的初学者、从事功能磁共振研究的研究生、医学院校高年级本科生及心理学、神经科学、放射学、神经病学、统计学、生物信息学和生物影像学等领域的研究人员学习参考。

译者名单

主译：马国林　　　中日友好医院
　　　尹建忠　　　天津市第一中心医院
　　　杨　旗　　　首都医科大学附属北京朝阳医院

审译：张　冰　　　南京大学医学院附属鼓楼医院
　　　王贵生　　　解放军总医院第三医学中心
　　　张　辉　　　山西医科大学第一医院
　　　唐晓英　　　北京理工大学

审校：黄瑞旺　　　华南师范大学
　　　焦　青　　　山东第一医科大学
　　　李海梅　　　首都医科大学附属复兴医院
　　　雷柏英　　　深圳大学
　　　舒　妮　　　北京师范大学
　　　唐晓颖　　　南方科技大学

参译人员（按姓氏拼音为序）：
　　　安　阳　　　天津和平新世纪妇儿医院
　　　陈　悦　　　中日友好医院
　　　杜　雷　　　中日友好医院

付　聪	天津医科大学
付修威	天津医科大学总医院
高文文	中日友好医院
韩小伟	南京大学医学院附属鼓楼医院
纪东旭	北京大学国际医院
寇亚芬	天津市环湖医院
刘秀秀	中日友好医院
刘　冰	中日友好医院
孙海珍	天津医科大学朱宪彝纪念医院
王雪杰	天津市武清区人民医院
王依格	中日友好医院
吴亚琳	天津医科大学
袁理想	天津市儿童医院
张　慧	天津中医药大学第一附属医院
张立武	天津市第四中心医院
赵博峰	空军军医大学第二附属医院

序一

　　静息态磁共振功能成像是通过局部耗氧量和脑血流量的变化来观察和评价神经元活动的方法，近年来被广泛应用于神经影像、脑科学、认知和心理学等多个学科领域的基础及临床研究中。功能连接（functional connectivity，FC）是一种基于磁共振功能成像的影像学指标，它表征了脑内固有活动在不同区域之间的同步性，已成为功能磁共振领域的研究热点。但是，功能数据的标准化采集、规范化后处理分析是功能成像研究中至关重要的内容，这些都会直接影响研究结果。因此，深入了解功能磁共振成像采集的原理，合理应用功能连接的后处理方法十分必要。

　　本书内容不仅包括功能磁共振成像规范化数据采集步骤和影响因素、功能连接分析的原理，还全面详尽地介绍了功能连接后处理分析的相关方法与结果阐述中的注意事项。本书也提供了数据处理示例，以引导读者学习，使读者基本掌握磁共振功能连接的处理与分析方法。目前国内关于磁共振功能数据后处理分析的书籍还较少，本书作为神经影像入门丛书之一，可以帮助到不同层次的读者，特别是对初学者。

北京大学　高家红

序二

　　静 息 态 功 能 磁 共 振 成 像（resting state functional magnetic resonance imaging, rs-fMRI）是用于研究人脑功能连接的最常用方法。不同的神经精神疾病，都有独特的功能活动和连接改变特点，rs-fMRI 技术为研究这些人脑的不同脑区激活和功能连接改变提供了一种无创性方法。但是，rs-fMRI 的数据分析处理相对复杂，理解 rs-fMRI 数据分析的原理和方法对功能连接的研究非常重要。鉴于此，《静息态 fMRI 功能连接入门》主要为 rs-fMRI 研究领域的初学者，尤其是影像医学专业研究生和影像科的医生提供参考内容。

　　本书是牛津出版社《神经影像入门系列》中的一本，详细介绍了 rs-fMRI 功能连接分析的各个方面，涉及静息态脑网络的基本概念，rs-fMRI 的信号特征，数据采集的参数选择和注意事项，数据预处理流程，两种常用的功能连接分析方法：基于体素和基于节点的分析方法，以及如何显示和阐述所得到的结果，这些都是 rs-fMRI 研究的关键环节。但需要注意，阅读这本入门书之前需要了解一些 fMRI 的基础知识。

　　最后，书中正文还包含了不同类型的文本框，方便不同读者选择性阅读不同的内容；本书相关网站（www.neuroimagingprimers.org）也提供了数据处理的示例，便于读者在阅读的同时通过实际操作和练习更好地理解和掌握书中所述的内容。

　　相信这本入门书能够为从事静息态脑功能研究的人员，特别是初入神经精神影像领域的研究生，熟悉和掌握 rs-fMRI 的数据处理分析方法和策略，辨别和避免常见的问题，提供很好的帮助。

天津医科大学　于春水

译者前言

　　静息态功能磁共振成像（resting state fMRI）是研究全脑静息时功能活动的方法，是研究脑功能连接的主要方法，当前已经成为一个独立的研究领域。1995年，Biswal等学者首次证实静息态功能连接与任务激活模式相匹配，表明静息态fMRI所获得的全脑内在波动能够反映人脑内在的功能组织情况。尽管国内的静息态fMRI功能连接研究起步较晚，但发展势头迅猛。静息态fMRI功能连接可用于了解全脑的内在结构的信息交流，例如理解注意缺陷多动障碍、抑郁症等疾病的特征性改变，它有可能成为潜在的精神疾病生物指标，可用于神经精神疾病的早期检测、进展或个性化治疗的评价。近年来，随着对人脑内在活动研究的进展，静息态fMRI也成为连接组学的重要组成部分，后者的主要目标是在所有微观和宏观尺度绘制全面的人脑连接图谱。随着自闭症脑影像数据交换项目、发育中人类连接组项目和英国生物影像库等项目的开展，人脑连接组相关的数据库日渐丰富、完善，静息态fMRI在数据采集、分析方法等方面都取得了很大的进展。然而，现阶段大多数国内医生缺乏多学科背景，难以充分理解静息态fMRI功能连接的主要概念、分析方法及处理策略，导致不能很好地利用现有资源进行该领域的相关研究。此外，国内也缺乏静息态fMRI数据功能和连接分析的相关工具书。我们认真阅读了Janine Bijsterbosch等教授编著的 *An Introduction to Resting State fMRI Functional Connectivity* 一书，读后收获颇丰，因而萌生了翻译此书的想法，希望将它介绍给国内医院的放射科及从事相关研究的临床医生和研究生。

本书共6章，分别从静息态fMRI功能连接的简介、数据采集、数据预处理、基于体素的连接分析、基于节点的连接分析和结果阐述等方面进行了广泛的、详细的讲解。本书主要向初学静息态fMRI和功能连接的读者介绍该领域的主要概念、分析方法及策略，可作为静息态fMRI数据分析的启蒙工具书。我们希望此书能够帮助读者更好地认识、理解静息态fMRI数据处理和功能连接分析方法，从而能深入分析自己相关研究的研究设计和结果阐述，以在自己的研究中有所发现。

在此，我们衷心感谢每一位参与本书翻译的医生、研究生，感谢他们在繁忙的临床工作之余认真完成本书的翻译工作。同时，也感谢参与本书审译和校对的各位静息态fMRI领域的专家，感谢他们在百忙之中对本书进行了及时、仔细地校对，提出了很多宝贵意见。由于时间仓促，书中难免存在疏漏、错误与不足，我们恳请各位同行和读者给予批评、指正。最后，衷心感谢本书的编辑们，正是他们的辛勤工作才能使本书得以顺利出版和面世！

让我们携起手来，共同进步，将静息态fMRI研究不断深入下去，进一步推动功能磁共振影像在神经精神科学领域的应用与发展。

丛书前言

牛津神经影像入门系列书籍旨在为科研新手和生物、医学、物理学科的高年级大学生提供方便获取的参考书，从而使他们对神经影像数据的分析和阐释方式有进一步的理解。尽管此入门系列作为"一套"书籍被编辑，但本系列每本书都可作为独立的书籍阅读，读者可通过阅读本系列多本读物建立对神经影像的宏观印象，学习使用多种神经影像分析方法。

理解神经影像数据分析的原理，对此领域的所有研究人员来说都至关重要，不仅因为数据分析是任何神经影像研究中的必要组成部分，而且因为这也是理解如何规划、执行和解释实验所必需的。虽然MR（核磁共振）操作人员、放射科医生和技师常常帮助研究人员收集数据、操作MR扫描仪以及选择最佳序列和优化的参数设置，但是在分析实验数据方面，研究人员只能依靠自己。因此，牛津神经影像入门系列丛书努力对如何进行分析提供必要的讲解，同时也试图展示如何进行好的采集、设计好的实验和正确阐述结果的相关知识。

本系列丛书的编写者（包括作者、译者和编辑）都是神经影像分析技术的开发者，实际使用这些方法并将这些方法整理为他人可用的软件包，教授这些方法的课程和对全世界使用这些软件提供支持的人员。我们希望本书出版的每个参与者既有操作经验，也有了解读者的心。我们的目标是，这些入门读物不仅介绍神经影像领域的核心原理，而且也帮助读者少走弯路和减少错误（其中的许多错误可能连作者自己都是首次遇到）。我们希望这套丛书对那些具有技术背景的人来说也是一个好的介绍材料，虽然不得不放弃一些其他技术材料中能得到的数学细节。我们并不认为这些读物是本领域的终篇，因为神经影像学技术会继续发展和提高，但它们的基础在未来许多年内可能保持不变。当然，你在这些入门书中也会找到一些永远不会让你失望的建议，比如"总要持续检查你的数据"。

我们试图采用实际例子来支持这套书籍的讲解，这样读者就可以直接在数据处理中进行学习，学会使用自己的研究和数据获得相关的知识。这些实例，包括数据库和课程，可在相关网站(www.neuroimagingprimers.org) 上找到，每本书中都有特定示例的说明。由于作者也是 FMRIB 软件库 (FSL) 中各种软件工具的开发者，书中的实例主要使用 FSL 中的工具。但是，我们希望这套书能尽可能通用，无论读者实际使用任何软件，都能提供他们所关心的信息。这些读者仍然可以使用任何其他的主要神经影像分析工具包处理本书网站所提供的示例数据。我们鼓励所有读者通过这些实例进行互动，因为我们坚信很多关键的学习过程都是在实际使用这些工具时完成的。

Mark Jenkinson

Michael Chappell

牛津 , 2017 年 1 月

前言

欢迎阅读静息态 fMRI 功能连接入门，它是《牛津神经成像入门丛书》中的一本。这本书主要适用于静息态 fMRI 和功能连接领域的初学者。对于这些读者中的很多人来说，多种功能连接分析方法可能是非常令人困惑的。这本入门书旨在介绍静息态 fMRI 数据分析，即包括数据采集和结果阐述中的基本概念以及分析流程中每一步所需进行的分析策略。我们试图介绍广泛的分析方法，而非依赖于任何特定的经验或先决知识条件，从而使这本入门书能被不同背景的人群广泛接受。阅读这本入门书的确需要一些 fMRI 的背景知识，如果您对 fMRI 完全陌生，那么您可以先阅读这个系列的入门书。

这本入门书正文中包含不同类型的文本框，它们有助于您浏览内容或找到需要的更多信息。下面就是各种类型文本框的介绍。

示例框：这些示例框引导你进入牛津神经成像入门网站：www.neuroimagingprimers.org，你可以在这里发现一些能直接进行数据处理的示例，应用书中所述的理论进行实际练习。这些示例旨在为你将这些方法应用于自己数据前做好准备，但并不一定都必须在阅读时进行这些示例的处理。这些例子都放在文中的相应位置，以便读者根据

示例框：**个体受试者 I**

　　为了更好地体会典提取的 ICA 成分很有帮成分。请使用本章中介

学到的知识进行实际操作。

文本框：这些文本框为书中涵盖主题的更多技术或深入描述，所述主题或方法的相关信息。你不会在本书的其他部分读到这些文本框中的内容，它们对于理解和应用这些方法也不是必需的。如果你是此领域的初学者，第一次阅读本书，你可以选择跳过这些文本框中的内容，然后在深入阅读时再读它们。

> **文本框 1.1：**神经活动
> 从一个神经元轴突
> 质，称为神经递质（如
> 群的活动，可以通过观

通用统计框：本书包括几个较长的文本框，用于描述一些通用统计资料，以便为你进行分析做好准备（这些文本框不应被跳过）。这些文本框中的内容涉及本书不同章节的不同主题，因此用相对通用的术语进行编写。

> **通用统计框：**多元线性
> 本框简要介绍了多
> 采用这个方法，包括：
> 1. 预处理过程中

总结：每章后面都有一个总结要点的文本框，它对每章内容进行简要总结，强调所讨论的重要内容。你可以用这些内容来检查自己是否已经理解了每章的要点。

> **总结**
> ● 静息态 fMRI 所检测
>   局部场电位来测量
> ● 受试者静息时 BOL

延伸阅读：每章最后都列出了延伸阅读的建议清单，包括文章和参考书。每个建议都有一个所述内容的简短介绍，这样你可以选择自己最关

> **延伸阅读**
> ● Biswal, B., Yetkin, F. Z
>   connectivity in the mot
>   MRI. Magnetic Resona
>   www.ncbi.nlm.nih.gov.

心的参考资料。本书中的任何内容都未基于你已阅读了任何延伸阅读资料。相反，这些建议清单是你在已有文献中进行深入研究的起点。这些文本框并不是提供相关文献的全面回顾；如果你在这个领域进行了深入的研究，你将会发现许多对你所从事的研究有帮助或重要的其他资源。

　　静息态脑功能连接是一个尚处于相对早期阶段的研究领域，它正迅速发展，未来数年仍会继续如此。因此，本书旨在对最常用方法进行广泛的简要介绍。我们希望本书能够为深入研究大量有关静息态 fMRI 的文献提供基础内容。

Janine Bijsterbosch

Stephen Smith

Christian Beckmann

目录

第 3 章 · 数据预处理

第 4 章 · 基于体素的连接分析

第5章·基于节点的连接分析

第 6 章 · 结果阐述

第 1 章
简介

王依格　刘秀秀　刘　冰　韩小伟　高文文　译
黄瑞旺　马国林　李海梅　校
张　冰　张　辉　尹建忠　审

人脑约占人体总重量的 2%，但即使不执行任何特定的认知任务，它消耗的能量约占身体产生总能量的 20%。几十年来，这一直让研究人员很感兴趣。当我们什么都没做的时候，大脑在做什么呢？这些与认知、人格、疾病和意识相关的内在活动是什么？近几年来，人们对内在活动（与对外部刺激做出反应的外在活动相反）的兴趣稳步增长，随着 fMRI 的发展，研究全脑在静息时活动的方法称为"静息态 fMRI"，它已经成为一个独立的研究领域。

针对初入静息态 fMRI 领域的研究人员，这本书介绍了它的主要概念和分析方法。为简洁起见，本入门书没有涵盖所有的技术细节或可能的方法。更确切地说，本书提供的是一个概述的内容，希望能为深入研究静息态 fMRI 的大量文献提供基础资料。需要注意的是，本书没有专门介绍 fMRI 技术，对于刚接触常规 fMRI 的读者，阅读本系列丛书的另一本《神经影像分析简介》可能会很有帮助。

▶▶ 1.1 从神经活动到功能连接

一般来说，神经影像领域有两个主要概念可以让我们了解大脑是如何工作的。第一个是脑区定位，目的是将不同功能分配到全脑的特定区域。许多研究使用精心设计的行为任务，受试者在MRI 扫描仪中执行这些任务，以便确定特定行为所激活相应功能区在全脑中的位置。任务态 fMRI 通常包括多个不同状态（包括基线），通过比较不同状态下的 BOLD 信号（图 1.1）来检测和定位任务所致的激活。第二个通用概念是研究功能连接，或者说不同脑区之间相互沟通的方式，以及信息从一个脑区传递到另一个脑区的方式。为了研究功能连接，我们测量不同脑区 BOLD 信号的相似性，因为如果信号相似，就可能意味着这些区域正在将信息从一个脑区传递到另一个脑区（即存在功能连接）。研究功能连接通常在受试者没有特定认知需求时（称为静息态扫描），观察信号的自发波动。通过自发波动可以在不受任何特定任务影响下研究不同区域之间的相似性。这样，静息态 fMRI 就成了一种有价值的研究脑功能连接的方法。在本书中，"静息"或"静息态"是指清醒，但不进行任何特定任务的状态（否则就是其他状态）。

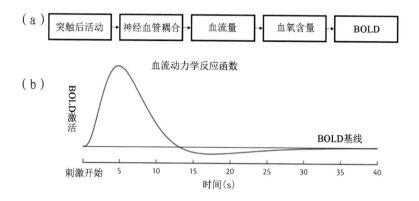

图 1.1 BOLD 信号是神经元活动的间接测量，通过局部含氧血流缓慢增加所介导，需要几秒钟才达到峰值。（a）这涉及几个复杂的生物学过程，如神经血管耦合，共同导致了 BOLD fMRI 所检测到的局部血氧增加。（b）血流动力学响应函数的标准形式。从刺激开始，BOLD 信号大约需要 5 秒达到最大值。

我们在前面描述了定位和功能连接所涉及的概念。需要在神经元微观水平和 fMRI 检测的宏观水平，理解这些概念相关的脑内生理过程（图 1.1）。在微观层面，神经元包括一个细胞体，胞体接受树突的输入，并通过轴突将动作电位传递给其他细胞。这些微观过程会导致局部血流量增加，并远超神经活动的需氧量，从而导致局部血氧水平增加（图 1.1）。需要理解 BOLD 信号所检测的这种血氧增加，是一种对神经元活动的继发和间接测量。fMRI 所检测的神经元活动的血流动力学反应（血氧水平）是一个相对缓慢的过程，在神经元活动后 5~6 秒达到峰值。同时使用 fMRI 和电生理记录的既往研究显示，静息态 BOLD 数据的自发波动和局部场电位的缓慢波动之间存在着很强的关联。因此，BOLD 信号被认为主要反映神经元群的兴奋性输入（同步的突触后活动）。静息态功能连接与局部的神经生理之间的联系将在第 6 章详细讨论。

文本框 1.1：神经活动与局部场电位

从一个神经元轴突终端到另一个神经元树突的输入传递，将称为神经递质的化学物质（如谷氨酸），释放到轴突和树突之间的突触间隙。神经元群的活动，可以通过观察放电率（总体表现为尖峰或动作电位）或局部场电位来测量，而后者反映了同步突触后活动的总和。放电率和局部场电位之间的关系是复杂的，因为突触后活性增加可能会以不同方式影响不同组的神经元，这样不会简单地导致放电率增加。BOLD 的生理基础将在第 6 章详细讨论。

功能连接通常被定义为："观察全脑不同区域的两个电信号或神经生理指标之间的时间相关性（或其他统计相关性）"。对于静息态 fMRI，功能连接意味着两个不同脑区的 BOLD 信号之间的关系。潜在假设是，如果两个脑区 BOLD 信号随时间的变化具有相似性，则它们具有功能连接。

这种相似性的检验有许多不同的方法，本书主要详述其中几种。研究两个信号之间相似性的最简单方法是，采用 Pearson 相关系数检验它们时间序列的相关性。相关性测量的取值范围从 –1（完全负相关）到 +1（完全正相关），其中 0 表示两个信号之间总体不相关。1995 年，Biswal 及其同事将手指敲击任务的激活图，与受试者静息时所得 BOLD 数据的相关系数图进行了比较。提取运动任务激活的所有体素，仅使用静息态数据，计算全脑每个体素与这些"激活"体素之间的相关性，从而创建静息态相关脑图。任务激活图和静息态相关脑图具有很强的空间相似性。这项工作现在常被引述，它第一次表明静息态 fMRI 所获得的全脑内在波动，含有人脑固有功能组织情况的信息。静息态 fMRI 数据中能持续、稳定地发现功能连接区的空间结构，是静息态 fMRI 研究的基础。因此，虽然功能连接定义是信号之间的时间相似性，但是连接表现的空间模式常是功能连接研究的主要兴趣点。

需要注意区分功能连接与其他类型的连接。首先，虽然功能连接描述了两个区域之间的关系，但通常不用于描述方向性（也称为因果关系，是指一个区域的信号使第二个区域的信号发生变化，这种直接连接称为有效连接）。方向性和因果关系是 BOLD 研究中具有挑战性的内容，这些将在第 6 章进一步讨论。其次，虽然将功能连接解释为两个脑区之间的直接结构连接（如轴突白质束）很有诱惑力，但是，仅靠功能连接结果并不能推断出这种解剖学结构连接。这些不同类型的连接将在第 6 章详细讨论，而本章的主要内容将侧重从 BOLD 数据估算功能连接。

功能连接的研究有许多不同的方法，其中几种将在第 4 章和第 5 章详细讨论。虽然这些分析方法初看起来差异很大，但是需要认识到，本书讨论的所有方法都是基于前述功能连接的定义。因此，静息态功能连接领域就是围绕着检测全脑不同区域之间的相似性进行的。确切来说，fMRI 功能连接是检测全脑不同部位所得 BOLD 信号之间的相似性。

▶▶ 1.2 静息态脑网络是什么?

相互连接的人或物所组成的系统，常称为网络。试想一下你的社交媒体网络或计算机网络。根据功能连接的定义，静息态脑网络是指静息状态下 BOLD 时间序列具有相似性的一组脑区。目前，尚未完全了解静息态的脑网络结构。尽管如此，采用不同分析方法都可稳定发现一些网络。

所发现的不同静息态网络的"命名"，主要是根据静息态网络和任务态 fMRI 实验激活模式之间的空间相似性。这一命名习惯对感觉相关区域最为准确，感觉刺激脑区和静息态 BOLD 相应脑区之间具有高度对应关系。而在其他部分脑区，例如多任务相关皮层，与相应任务实验的关系则比较模糊。

最熟知的静息态网络可能是默认模式网络（default mode network，DMN，图 1.2）。DMN 所包含的脑区，在执行任何任务时会较休息时显示激活减少（去激活），这已得到基于任务态 fMRI 和 PET（正电子发射断层扫描）成像研究的证实。DMN 的关键区域是后扣带皮层、楔前叶、前额叶内侧皮层、顶下小叶和颞叶外侧皮层。

背侧注意网络(dorsal attention network,DAN,也称任务正网络,图 1.2)是另一个常被提到的网络,它由各种目标导向行为常激活的脑区组成。DAN 包括的脑区有顶下皮层、额叶眼运动区、辅助运动区、岛叶和前额叶背外侧皮层。一些研究表明,DMN 和 DAN 可能是负相关的,虽然这些结果可能部分由于预处理所致。具体内容将在第 3 章讨论。

图 1.2 脑表面视图(左)和容积视图(右)中显示的默认模式网络和背侧注意网络。为了创建脑表面视图,将皮层灰质带膨胀,就可同时显示所有的皮质表面(包括脑沟)。每个网络的上面

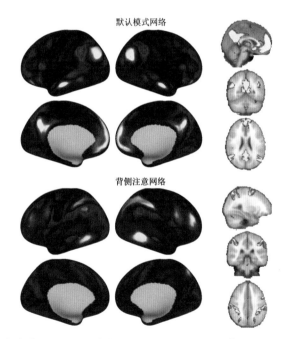

默认模式网络

背侧注意网络

两幅表面视图显示脑的左侧面观和右侧面观,而下面两幅表面视图显示了大脑的内侧视图。右侧的容积图像,显示最具代表性的矢状面、冠状面和横断面。本图所展示的网络来自人脑连接组项目(1.5 节讨论)数据进行独立成分分析所得。

其他经常涉及的网络还包括多组视觉网络（包括背侧和腹侧视觉网络）、听觉网络和感觉运动网络。除了 DMN 和 DAN 的其他认知网络，还包括凸显网络、执行控制网络和额顶网络。

需要注意的是，这是描述全脑在某种任意选择的粒度水平上的分类。就是说，这些静息态网络具有层级结构，其中的网络可进一步分解成更细粒度的系统（即"网络的子网络"）。同样的，也并不是说每个脑区都只被分配给一组静息态网络。实际上，这些脑区和其他脑区间存在着广泛连接，也参与多个静息态网络的功能连接。

▶▶ 1.3 静息态脑功能研究能得到什么？

采用静息态 fMRI 进行脑研究有多种原因。其中部分原因与静息态脑研究可获得的知识类型有关，而其他原因是基于它的实用性。

首先，静息态 fMRI 可用于确定全脑的内在组织结构和功能。更好地了解脑的内在结构和它所支持的信息交流水平，本身就是基础神经科学的重要目标，这有助于理解全脑如何实现复杂的信息处理和丰富的行为、思想和动机。同样，了解全脑的信息交流也有助于理解各种不同疾病的产生机制。例如，注意缺陷多动障碍被认为与不同脑区之间的异常连接有关。

此外，更好地了解脑的静息状态有助于进一步理解脑是如何对任务需求做出反应的。目前，任务态 fMRI 研究通常依赖于这样的概念，即任何认知过程都只是向工作中的脑添加新的任务，而不影响其他过程（单纯插入原则）。由于认知过程和需求之间复杂的相互作用，这一假设在许多情况下可能并不成立。例如，即使最简单的任务也会涉及注意力和工作记忆等过程。静息态的脑研究有助于了解脑自发波动的变化，以及这些变化如何被受试者的近期经历、当前认知和情绪状态所影响。

除了提高对脑的基础神经科学的理解外，静息态 fMRI 还具有成为精神疾病生物指标的较大潜力。生物指标要能够准确和反复测量，这样才能成为一个人医学状况的客观依据。生物指标可用于：正常生物过程的指标、早期检测精神疾病、疾病进展的指标、提示治疗反应，以及对每个患者优化创建个性化治疗方案。目前许多精神疾病还没有可靠和客观的生物指标，但功能连接有希望用于其中一些疾病（如抑郁症）。静息态是一个特别有希望的生物指标，因为它有许多实际的好处，这极大地提高了静息态 fMRI 临床应用的可能性。此外，这些优势还意味着能够获得足够的数据，用于开发个性化医疗所需的标准图（类似于 12 月龄健康婴儿的体重分布图）。所以，这些优势对静息态脑研究的潜在收益非常重要。

静息态 fMRI 的第一个实用优势是，除 MRI 成像系统外，它不需要太多额外设备，因为扫描过程中不需要向受试者呈递信息或记录行为反应（如按键）。此外，由于无须刺激程序和使用较少的受试者指令，因此对扫描者专业知识的要求也降低了。由于减少了对设备和专业知识的依赖，因此静息态 fMRI 相对容易获取。这也意味着从数据共享和大数据的角度来看，静息态 fMRI 是有吸引力的。此外，静息态相对容易进行，这有助于研究人员重复自己和其他人的实验。

　　静息态脑研究的另一个实用优势是对受试者没有必须拥有某种认知的要求。静息态研究的对象可以包括很多人。例如，很多临床病人由于各种原因不能完成任务检查，但却可参与静息态研究。因而，通过静息态 fMRI 扫描能够采集从婴儿期（甚至产前）到老年整个生命周期的数据。这样，静息态 fMRI 作为早期发现和 / 或疾病个性化治疗的生物指标的潜力是巨大的。重要的是，其采集相对容易，扫描时间相对较短，意味着临床常规采集静息态 fMRI 是可行的（扫描时间将在第 2 章详细讨论）。虽然静息态 fMRI 目前尚未被用于临床实践，但其可能性已成为近十年研究数量呈指数增长的主要驱动力。

　　虽然静息态脑研究可获得很多好处，但这里也应简要讨论下人们对它常见的批评。每个人可能在直觉上知道，当人清醒且没有参与任何任务时，人脑也并不是"无所事事"的，相反，"静息"时人脑可能参与各种各样的过程。例如，静息态扫描期间，受试者躺在磁共振成像系统中听到扫描声音的同时，他可能还在想今晚要吃什么；可能在心里演练一项技能，如弹钢琴；也可能在发愁或做白日梦。不受控制状态时的人脑，可能涉及很多不同过程，所以对它的研究可能有很大问题，因为当不确定人脑在做什么的时候，我们可能很难了解它。无论如何，静息时的功能连接网络已证实具有很高的一致性，在不同受试者和不同研究中都能可靠地显示。这些可靠一致的功能连接网络令人信服地回答了部分上述批评，即无论受试者静息时的认知状态如何，此时都可稳定地观察和研究脑中展现的一些信息。但是，由于"静息"仍是一个不能确定的状态（加上 BOLD 信号的固有限制）这一事实，因此也就产生了一个重要问题，即如何解释功能连接的大小的改变。例如，当发现患者和健康对照组之间静息态网络发生改变时，我们应如何解释或阐述这种变化？结果阐述是静息态 fMRI 的一个主要挑战，这将在第 6 章详细讨论。

▶▶ 1.4 静息态 fMRI 信号特性

fMRI 能够以相对较好的空间和时间分辨率记录活体人脑的数据。但是，fMRI 所获得的 BOLD 信号是神经元活动的间接、代谢指标，通过血流动力学反应函数介导神经元活动（fMRI 的介绍请参阅本系列入门书的神经影像分析简介）。因此，需要将 BOLD 信号解读为衡量神经活动的相对指标，而非定量指标。此外，BOLD 信号的噪声很高，因为它会受到神经活动以外的很多其他因素的影响，包括呼吸和心跳，以及磁共振成像相关的伪影。这样，当给予受试者刺激后，神经元活动增加所产生的 BOLD 信号的变化通常只是基线信号的 1%~3%。这意味着单纯看 BOLD 图像时，往往不能"看到激活"，即肉眼无法区分神经信号与噪声。

分析静息态 fMRI 数据时面临很多挑战，如噪声较多和 BOLD 信号的间接特性。在开始分析数据之前，要通过预处理尽可能地降低静息态 fMRI 数据中的噪声。这是因为功能连接方法旨在发现两个不同脑区之间 BOLD 信号的相似性，而许多不同类型的噪声会产生这种相似性。例如，一次深呼吸或颠簸振动，这些伪影会以相同的方式影响多个脑区，从而可能被检测为"功能连接"。因此，静息态研究中做好预处理工作非常重要，很多争议涉及预处理步骤对结果大小和性质的影响。第 3 章对常用预处理方法进行了详细介绍和讨论。

文献中也常把功能连接描述为 BOLD 信号中相关的低频波动（或振动）。之所以被称为"低频"波动，是因为 BOLD 时间序列的功率谱在低频范围内的功率最大（图 1.3）。采用傅里叶变换计算功率谱，可描述信号变化的频率分布。也就是说，它反映了信号变化有多少发生得较慢和较快。低频为主不是静息态 fMRI 数据所特有的，而是 BOLD 信号的固有特性。原因是，BOLD 信号通过 HRF 测量激活脑区的血氧含量，而这需要几秒钟。这样，任何神经活动都只能通过慢速 HRF 来测量，这意味着大多数信号随着时间的变化变得相对较慢（有时称"HRF 充当了一个低通滤波器"）。

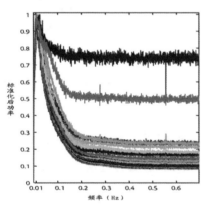

图 1.3 傅里叶变换可用来测量不同频率上的信号强度，并将结果显示为左图所示的频率谱。图中显示 25 个静息态网络傅里叶变换后的结果，显示静息态 BOLD 信号以低频功率为主（即低频功率较高）。两个网络含有大量噪声（红线和蓝线），表现为频谱率中高频功率部分相对较高（频率谱出现"翘尾"）。

由于大部分 BOLD 信号处于低频状态，早期的功能连接研究通过对静息态数据进行滤波消除特定频率以上（如 >0.1Hz）的信号波动，从而降低噪声（这将在第 3 章详细讨论）。然而，研究表明，静息态脑网络的信息在更高的频率上也有生理意义，因此，"低频波动"这一概念近期文献已不常用。

尽管大部分功率位于低频范围，但较高频率仍可能提供有用的信息，因此功能连接分析中包括高频数据可能是有益的，而不是通过滤波将其丢弃。没有证据证明，静息态 fMRI 功能连接的组间差异（这是研究的最主要兴趣点）仅位于低频范围内。在神经元水平，患者和健康对照组之间的差异可能源于某种形式的电生理变化（如患者的离子通道可能会改变）。根据现有的知识，这种神经元的变化可以通过任何频率的 BOLD 信号反映出来。因此，研究静息态 fMRI 数据时，考虑整个频率范围会更好。

▶▶ 1.5 绘制人脑连接组图

如上所述，静息态功能连接方法的关键科学目标是充分了解人脑的内在功能和结构，及人脑在认知和疾病中的作用。因此，静息态 fMRI 是人脑连接组学研究的重要组成部分。连接组学的主要目标是在所有尺度上绘制人脑连接的全面图谱，包括神经元微观尺度和系统水平的宏观尺度。考虑到 BOLD 信号的特性，静息态 fMRI 非常适合研究宏观的连接组，包括全脑的连接。

在大数据时代，出现了几个大规模的数据收集和共享工作。

详细介绍所有这些项目会超出本书的范围，我们仅简要介绍几个主要项目。人脑连接组项目（human connectome project，HCP；http://www.humanconnectome.org）提供从家庭组获得的 1 200 名受试者的磁共振数据（包括静息态和任务 fMRI、扩散成像和结构扫描），以及广泛的行为学和流行病学数据。人脑连接组项目在静息态 fMRI 数据的采集和分析领域中取得了几个方法学上的进步，其中一些将在后面章节中进一步讨论。一项值得关注的研究是英国生物影像库（UK Biobank Imaging），这也是目前规模最大的研究，它将收集 10 万名受试者关于生活方式、环境、基因和包括静息态在内的多种影像指标的数据。另一个项目旨在研究连接组发育，称为发育中人脑连接组项目（developing Human Connectome Project，dHCP），该项目收集从妊娠早期到胎儿期（怀孕后 44 周）子宫中婴儿的影像、临床、行为和基因的数据。另一项正在进行的大数据共享工作是由国际神经影像数据共享倡议（International NeuroImaging Data-sharing Initiative，INDI）所支持的 1 000 个功能连接组项目，其中包括自闭症脑影像数据交换（Autism Brain Imaging Data Exchange，ABIDE）项目。这些可免费获得的丰富数据为神经影像学的研究提供了极其宝贵的资源，并且在推动对人类连接组的理解方面发挥了重要作用。

总结

● fMRI 所检测的 BOLD 信号反映了同步突触后活动的总和（可以用局部场电位来测量）。

● 受试者静息态 BOLD 信号的自发波动在各个脑区之间的关联性，反映了脑的内在功能架构。

● 一般来说，静息态 fMRI 的功能连接分析旨在评价全脑各空间独立脑区所获得 BOLD 信号之间的关系。

● 静息脑研究可以提供脑的内在脑功能网络信息，并可能成为精神疾病的生物指标。

延伸阅读

● Biswal, B., Yetkin, F .Z., Haughton, V.M., & Hyde, J.S. Functional connectivity in the motor cortex of resting human brain using echo-planar MRI. Magnetic Resonance in Medicine, 1995:34(4), 537-541. Available at: http://www. ncbi.nlm.nih.gov/pubmed/ 8524021.

  ◆ 第一篇证明静息态功能连接与任务激活模式相匹配的论文。

- Castellanos, F.X., Di Martino, A., Craddock, R.C., Mehta, A.D., & Milham, M.P.Clinical applications of the functional connectome. NeuroImage, 2013,80, 527−540. Available at: http:// doi.org/ 10.1016/ j.neuroimage.2013.04.083.
  - ◆ 静息态 fMRI 作为生物指标潜力的综述，包括重要的大脑神经疾病的讨论。
- Cole, D.M., Smith, S.M., & Beckmann, C.F. Advances and pitfalls in the analysis and interpretation of resting− state FMRI data. Frontiers in Systems Neuroscience, 2010, 4, 8. Available at: https:// doi.org/ 10.3389/ fnsys.2010.00008.
  - ◆ 静息态 fMRI 功能连接领域的有用概述。
- Jenkinson, M. & Chappell, M. Introduction to Neuroimaging Analysis.
  - ◆ 本神经影像入门丛书的另一本，介绍了有关 MRI 的更多信息。
- Smith, S.M., Fox, P .T., Miller, K.L., Glahn, D.C., Fox, P .M., Mackay, C.E., et al. Correspondence of the brain's functional architecture during activation and rest. Proceedings of the National Academy of Sciences of the United States of America,2009:106(31), 13040−13045. Available at: http:// doi.org/ 10.1073/ pnas.0905267106.
  - ◆ 总结常见 ICA 网络的较早论文。这些网络可由线上获得，常被用作功能连接分析的文献模板（如双重回归分析，第 4 章进一步讨论）。

第 2 章
数据采集

袁理想　寇亚芬　吴亚琳　译
舒　妮　尹建忠　杨　旗　校
张　辉　唐晓英　马国林　审

采集静息态 fMRI 数据这项操作听起来可能相对简单，但在这之前先了解采集方法还是很有用的。BOLD 数据的结构噪声是静息态 fMRI 分析的主要挑战之一，采集数据时做出明智决定可以给结果带来很大变化。本章涵盖了基本的扫描参数，例如重复时间（TR），以及静息态 fMRI 常用的不同序列选择。最后，还介绍了扫描方案的选择，例如扫描时间、闭眼还是睁眼、如何处理运动。

不论采用什么序列和参数进行数据采集（以及你的实验室或部门过去曾多少次成功使用这些设置），至少选择一个测试对象进行完整的扫描直至数据分析，将始终是个好主意。它有助于发现实际扫描中的问题，特定兴趣区的扫描质量和覆盖范围，也关乎分析流程。在整个研究中的数据采集中，仍然建议每次采集后立即肉眼检查数据质量情况（如数据是否正常），而不是等到研究结束。由于更换硬件、匀场不当、受试者运动和很多其他因素（如磁体内的发卡可能造成操作者无法预知的梯度尖波），可能造成数据质量在测试后发生变化。图 2.1 显示了一些意外所致数据采集失败的示例。某些形式的伪影并不少见，因此，实验中定期肉眼检查以确保数据质量非常重要。如果发现数据中存在任何伪影，可联系本单位的放射技师、物理师或分析专家来帮助解决问题。

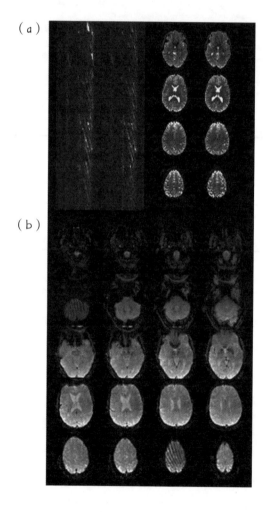

（a）

（b）

图 2.1 数据采集中伪影的示例（a）左图为匀场失败的图例；右图为匀场纠正后获得的图像。（b）间断出现的梯度尖波会在部分层面造成问题，这源于扫描间内不必要的放电（可能原因包括设备硬件、金属物品，如磁体内的回形针、扫描间内的灯泡、受试者衣物等）。

▶▶ 2.1 重复时间、体素大小和扫描范围

采集静息态 fMRI 数据的最常用序列是平面回波成像（EPI），需要设定的重要扫描参数有重复时间（TR）、体素大小和扫描范围。通过连续获取覆盖大脑所有层面的图像，可以获得大脑的一个三维立体图像（one volume）。TR 是采集单个全脑范围的时间（即 TR 控制时间分辨率）。体素是像素的三维概念，体素的大小决定了数据的空间分辨率。空间的扫描范围决定了扫描时数据是覆盖全脑，还是记录部分脑组织。既往工作显示，一定范围内的扫描参数都可稳定获取静息态网络，因此并不太需要精确选择这些参数。尽管如此，这里还是简单介绍参数选择的一些权衡因素和建议。

首先，我们通常关心静息态 fMRI 数据的全脑网络情况，以确保扫描范围覆盖全脑。数据共享和大的多中心联合项目，也需要进行全脑覆盖。对于很大一部分人群，无须增加层数或增大体素就可实现全脑覆盖，较好的方法是沿背屈方向旋转扫描层面（参见图 2.2），与水平面（前后联合连线）呈 16° 角（更多信息参见延伸阅读）。但是，一些特殊的研究可能需要减少扫描范围而不能覆盖全脑，例如，针对脑干感兴趣或者需要非常短的 TR（<0.5s）的情况。

其次，为了提高空间的特异性，小体素可能是较好的选择。鉴于皮层非常薄并且高度折叠，较小的体素（小于 3mm）比较有利，这样脑沟两侧的皮层（可能属于不同的功能区）可以分别在单独的体素进行测量，而不是在一个体素内进行平均。但是，较小的

体素会明显减少单个体素的信号量，这样神经活动的 BOLD 信号变化量相对于数据中噪声波动的总量也是减少的（即降低对比噪声比 CNR 和信噪比 SNR）。体素大小与 SNR 是立方关系，这意味着体素从 1mm 增加到 2mm 会使 SNR 提高 8 倍。因此，研究中的 3T 扫描仪常用的体素大小在 2~4mm 之间。体素是三维立体的，三个方向上的大小可以是不同的。但研究一般倾向选择各向同性体素，也就是三个方向上大小相同（立方体）的体素。采用各向同性体素是为了降低各空间方向上的偏差，因为各向异性体素可能对某个方向的灰质高度折叠结构较其他方向不敏感。

最后，需要注意 fMRI 的时间分辨率和空间分辨率之间的权衡。降低层厚（体素的一个维度）意味着需要更多层面来覆盖全脑，这样就需要延长 TR 来覆盖同样区域的全脑。多频带加速采集序列的发展帮助解决了这个问题，它自从人脑连接组项目开发后已被常规应用。下一节将详细讨论多频带采集。

▶▶ 2.2 多频带 EPI 序列

经典的 EPI 序列中数据是逐层采集的，这意味着采集脑的一个薄层块数据后，再进行下一个层块。现代 MRI 设备可以同时通过多个探测线圈采集信号。当采用多频带（多层面同时）加速序列时，同时进行脑的多个层面采集，通过多个射频线圈的信息把重叠的图像分离成单独的层面（也称去混叠 unaliasing，见图 2.2）。为了分离来自不同层面的信号，至少需要 32 通道的射频线圈。多频带

EPI 序列中能同时采集的层面数被称为多频带因子，这个因子控制着加速程度。尽管仍然存在空间分辨率和时间分辨率之间的平衡，当采用多频带序列时，由于同时并行采集多个层面，因此这方面受到的限制还是减少了。例如，当采用 6~8 的多频带因子时（同时采集 6~8 层），就能够以 2mm 各向同性空间分辨率和 1s 左右的 TR 采集全脑数据。与此对比，如果不采用多频带 EPI 序列，通常的全脑数据大致为 2.5~3.5mm 的各向同性体素，而 TR 接近 3s。

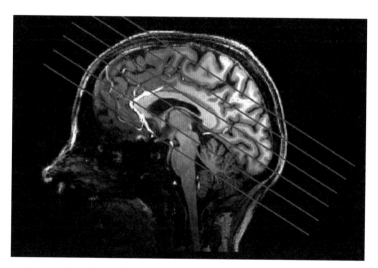

图 2.2 采用多频带 EPI 序列能够突破空间和时间分辨率的限制。多频带 EPI 序列能同时采集多层面的数据，多频带因子描述了同时采集的层数（此处多频带因子为 6）。如前所述，扫描方向倾斜 16°，有助于覆盖大部分人的全脑。

与非多频带的 EPI 序列相比，多频带 EPI 序列能够减小体素大小和 / 或 TR。对于多频带序列的参数选择，给研究者带来最大益处的就是缩短 TR（由于前面讲过小体素的缺点）。缩短 TR 有两个主要优势。第一是短 TR 能够在更宽的频率范围内进行采样，这样改善了信号采集，如果 TR 快到足够采集重要周期信号，例如呼吸周期，也可有助于进行预处理。缩短 TR 的第二个优势是增加静息态数据时间点的总数，由于可以提高时间自由度，因此这样可提高分析中的统计效能，这一点将在第 3 章进一步讨论。

尽管采用多频带 EPI 序列能够提高空间 / 时间分辨率，但常规 EPI 和多频带 EPI 序列的数据还存在一些重要差别。首先，多频带数据较非多频带数据可能存在更多的伪影。此外，多频带 EPI 由于多层面采集的缘故，伪影看起来与常见伪影有所不同。例如，由于运动和层面采集方式之间的相互作用，头动在多频带 EPI 中可表现为条纹状（沿每个同时采集层面的一条线）。多频带 EPI 采集的另外一个影响是灰白质间的组织对比会较非多频带 EPI 减少。这种组织的对比减少发生于短 TR 时，因为连续快速激发各层面，组织的恢复时间会变短。

这些数据采集和伪影的差别，会给多频带数据的分析带来一些影响。关于组织对比减少，可以采用相同序列条件输出一个单频带参照图像做参考（单独一帧 fMRI 图像，也称为"单频带参照"）。该图像最初的目的是进行线圈轮廓校准来帮助分离同时采集的层面，但单频带参照图像也有很好的组织对比度。单频带参照图像随后可用于运动校正和配准，确保缺失组织对比的其余功能图像不会影响重要的预处理步骤。其次，由于多频带 EPI 对变形更敏感，数据采集时进行恰当的匀场很重要，采集的场图可用于随后的变形校正和辅助配准。这些内容详见"变形、匀场和场图"部分。最后，如前所述，头动可以与多层采集方式相互作用造成多频带数据中的条状伪影。因此，在数据预处理时，需要确保这种潜在的噪声得到了合理的处理。第3章将详述静息态 fMRI 的预处理。

▶▶ 2.3 多回波 EPI 序列

经典 EPI 序列中，大脑的一个层面被激发后，需要等待一定的时间读取该层面的信号（此激发和读取之间的时间间隔称为回波时间）。最佳的回波时间取决于所要检查的生物特征、组织类型以及场强。3T 条件下对于灰质 BOLD 效应敏感的常见回波时间是 30ms，单回波 EPI 序列常用此回波时间。但是，无须过多更改其他序列参数，采用更短的回波时间就可以增加额外的信号读数，从而在每个 TR 产生两个或更多图像（多回波）。与最佳回波时间读取的数据相比，较短回波时间采集的数据 BOLD 效应明显降低（因为较短回波时间时所获得的 BOLD 信号更少），但是噪声水平相似。采用较短回波时间获得第二个读出信号的优势是，fMRI 中的多种噪声都将具有相同的强度，而与回波时间无关，即它们无回波时间依赖性。这种回波时间依赖性的差异可用于区分 BOLD 类信号与非 BOLD 噪声，因此对于"清理"数据很有用。由于这个原因，多回波序列在静息态 fMRI 领域开始流行。实际上，也可以结合两种采集技术，形成多回波多频带数据。但是，多回波采集仍然存在一些不利因素，例如 TR 较多频带采集明显增加。因此，只要能在数据预处理中有效地去除伪影，常规的单回波 EPI 总体上仍然是更佳选择。

▶▶ 2.4 变形、匀场和场图

当扫描仪内部没有物体时，磁体孔径中心的静磁场（常称 B_0 场）强度相对均匀，这里将是放置检查对象头部的位置。但是，不同物质会以不同方式与磁场相互作用（特别是脑组织与空气的交界面）。因此，当检查对象躺在磁体孔径内时，他头部不同组织的复杂结构会导致磁场不均匀。这些不均匀发生于某些组织周边附近，例如，颅骨和鼻腔周围含气窦腔之间的界面附近。当采集 fMRI（EPI）数据时，这些组织界面附近的局部磁场强度变化会造成问题。磁场不均匀与 BOLD 信号采集相互作用，会造成某些区域的信号强度降低（信号丢失）或信号最终出现在错误位置（变形）。这些伪影的示例如图 2.3 所示。这些类型的成像伪影会极大地影响研究，所以需要在采集和分析过程中仔细考虑。

当检查对象进入磁体孔径内时，MRI 扫描仪能够优化磁体内的磁场均匀性。它用磁体内的线圈（称为匀场线圈）来补偿或理想化地消除各种不完美因素，包括组织界面附近的不均匀性，所造成的磁场强度的平滑性变化。这些匀场线圈实际上是很小的电磁体，能够改变磁体孔径内，也就是脑内的磁场强度。这个优化磁场的过程称为匀场，它对于所有 MRI 采集都很重要，尤其是采集 BOLD 数据的 EPI 序列。匀场是通过测量磁场的不均匀性进行工

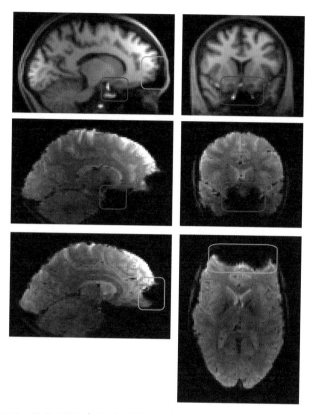

图 2.3 显示 EPI 中的变形和信号丢失。第一行为 T1 加权结构像，方向与第二行和第三行 EPI 采集的功能像相一致，以便与无形变的解剖结构进行比较。额叶下部信号减低（信号丢失）很明显，如图中红框所示（第二行的 EPI 图像与第一行的 T1 结构像相比，红框内有大量信号丢失）。蓝框突出显示几何变形，眶额皮质最为明显（第三行的 EPI 图像看起来额叶皮质像被去掉了一部分）。注意 T1 结构像中方框附近的亮点是由血管所致。

作，然后设置匀场线圈以大致抵消这些不均匀性，通常情况下只进行一次，也可以进行多次（即通过线圈改变磁场后再次测量磁场，进一步完善匀场）。对于磁场不均匀性特别敏感的序列，例如多频带 EPI，多次匀场可能是有益的。

匀场的目的是在序列的全部扫描范围内优化磁场均匀性。但是，匀场后问题区域仍然会留有一些伪影，例如在眶额皮层区域，局部的不均匀性并不能通过匀场完全抵消。变形是某些数据移位到错误的空间位置，从而改变大脑的形状。这样，当将 EPI 数据与检查对象的结构扫描进行配准时，这些变形通常会造成问题。因此，作为预处理流程的一部分，建议进行形变校正（也称为去变形），以帮助实现最佳配准（更多信息请参阅本入门系列的神经影像分析简介）。重要的是，形变校正需要依赖数据采集期间所获得的场图图像。场图由两部分组成（幅度图和相位图），实质上包含匀场后仍存留的磁场不均匀性图像。获取场图仅需一分钟，但是场图对进行形变校正非常重要。需要注意的是，匀场特别与扫描范围的位置和方向有关，也与受试者在磁体内部的位置有关，因此如果受试者明显移动（例如从扫描仪中出来又返回）或者后续序列扫描范围大小或位置明显不同时，都应重新进行匀场。每次重新进行匀场时都应获取新的场图，因为存留的磁场不均匀性将在重新匀场后发生变化。

获取场图的另一方法是通过两个相反相位编码的 MRI 扩散数据（常称为"翻上翻下"）。在这两组相反相位编码的数据中，变形将位于相反的方向（即在一个相位编码上拉伸的区域，将在相反方向编码上呈压缩表现）。通过相反相位编码方向获取图像之间的差异，可以直接根据数据估算场图，而无须额外采集。当采用"翻上翻下"方式获取场图时，需要注意确保扫描仪不会在两次采集间重新匀场，因为很可能会自动进行（特别是当改变视场或体素大小时）。

▶▶ 2.5 扫描时间

　　静息状态 fMRI 扫描需要多长时间？这是一个重要的问题，扫描时间通常很宝贵，并且受试者需要忍耐，即躺在扫描仪的狭窄空间内保持静止。Van Dijk 及其同事于 2010 年发表的一篇引人注目的研究文章发现，5 分钟的静息态足以可靠地显示静息态网络。但是，人脑连接组项目的数据表明，增加数据采集时间（长达 1 小时，4 800 帧）可以减少足够多的噪声而无须对数据进行空间平滑，从而使静息态网络图具有更好的空间特异性，能很好地对应灰质皮层结构。虽然很多研究不太可能进行 1 小时的扫描，但是为了保证高质量的数据，将静息态扫描时间延长到 10 或 15 分钟还是值得考虑的。这样做的原因是，如果增加数据点，那么所有的功能连接测量都将受益，从而降低处理中的噪声连接，产生更好的统计数据。具体而言，统计结果与时间点数量的平方根相关，因此，当决定采集两倍时间点数量时，如果影响结果的所有其他方面保持不变，这将使统计结果提高 41%。然而，在确定扫描时间时，考虑检查对象的情况也很重要。例如，如果您想采集 15 分钟以上的静息态数据，那么你最好将总扫描时间分成多个较短的扫描时间，以避免受试者入睡的可能（例如，人脑连接组项目数据进行 4 次 15 分钟的采集）。

▶▶ 2.6 睁眼与闭眼

根据定义，静息态 fMRI 的研究中的受试者通常不接收任何指令。但是，既往的静息态 fMRI 研究可分为 3 种状态，即：闭眼、睁眼、睁眼看固定十字形。

这些状态之间并没有很大的差异，也就是说，无论何种情况都可发现非常相似的网络。但是，多项研究发现，睁眼看固定十字形时较其他方式获得功能连接的可靠性略有提高。这种当被指令看十字形时的可靠性提高，可能与受试者在扫描过程中入睡的机会减少有关。睡眠和觉醒对静息态功能连接的影响将在第 6 章中详细讨论。

需要考虑的是，受试者的认知和情绪状态也可能影响功能连接。研究表明，静息态扫描前执行任务会导致某些网络的轻微变化（最显著的是任务的相关网络）。因此，现在静息态 fMRI 扫描常安排在扫描开始阶段，在进行任何任务检查之前。一方面，采集静息态数据有助于结果的可靠性和解释，也有利于数据共享。另一方面，部分研究者对不同情绪或认知状态下，例如抑郁和焦虑时，受试者的静息态功能连接变化特别感兴趣，这有助于更好地理解精神障碍。例如，采用一种压力诱导之类的控制，研究同一个体经历不同水平焦虑时静息态功能连接的改变。这种状态相关的静息态研究将在第 6 章充分讨论。

▶▶ 2.7 运动和生理干扰

我们所获得的 BOLD 数据中的结构噪声是静息态分析的主要障碍,为减少结构噪声的影响,需要对数据进行许多预处理操作(下一章详细讨论)。这样,在采集数据时,尽可能减少噪声也很重要。例如,用垫子填充头部四周可以减少运动(也使受试者更舒适)。此外,对于儿童或焦虑人群,采集数据前可以在模拟扫描仪训练受试者减少头部运动。例如,安排受试者在模拟扫描仪观看一部电影,他的头部运动每次超过某一阈值时影片就会暂停。这种训练是使受试者适应周边环境并习惯保持静止的一种很好方法。

除运动以外,结构噪声的其他来源还有自然的生理活动,如呼吸(速度、深度和潮气量)和心率的影响,具体包括:①脑内的搏动可造成局部运动;②血压的变化;③血氧含量的变化;④动脉内二氧化碳含量的变化;⑤血管舒缩的变化(即血管收缩和舒张的自发变化)。因此,生理活动对静息态 BOLD 数据的影响是通过一系列复杂的机制形成的,人们对其中许多机制仍然知之甚少。预处理数据过程中清理这些生理结构噪声的一些方法,需要在扫描过程中采集生理数据。例如,手指上的脉搏血氧夹可记录受试者的心率,通过呼吸绑带(绑在肋骨周围的带子或含气的带子)可获得受试者的呼吸数据。如果扫描仪配备了脉搏血氧夹和呼吸绑带，那么通过系统就可读出这些信息并用于预处理，一般建议在扫描过程中获取当时的生理数据。这些获取的生理数据可用来清除数据中的生理噪声，这是第 3 章所讨论的预处理选项之一。

总结

- 了解时间分辨率（TR）和空间分辨率（体素大小 + 扫描范围）之间的平衡非常重要，以便在采集数据前做出明智选择。
- 新的 EPI 序列包括：多频带 EPI（同时采集多个层面，以提高空间和 / 或时间分辨率）和多回波 EPI（在不同的回波时间采集多幅图像，有助于区分信号和噪声）。
- 由于磁场的不均匀性，会在某些组织界面附近产生变形伪影。匀场有助于减轻大范围的图像变形，但对局部的影响有限。获取场图有助于在预处理过程中进行形变校正，纠正局部的变形。
- 静息态的扫描时间可以缩短，但是更长的时间（10 分钟或以上）可以产生更好的功能连接和改进统计数据。
- 受试者保持睁眼并注视屏幕上的十字形，避免入睡。
- 运动、呼吸和心率所造成的结构噪声在静息状态 fMRI 中起着重要的作用，应该尽可能减少。

延伸阅读

- Huettel, S.A., Song, A.W., and McCarthy, G. (2014). Functional Magnetic Resonance Imaging. Sinauer Associates Inc., Sunderland, MA.
  - ◆ 尽管主要讲述任务态 fMRI 研究，但物理和采集方面的讨论也与静息态 fMRI 相关。
- Mennes, M., Jenkinson, M., Valabregue, R., Buitelaar, J.K., Beckmann, C., & Smith, S. (2014). Optimizing full-brain coverage in human brain MRI through population distributions of brain size. NeuroImage, 98, 513-520. Available at: https:// doi.org/ 10.1016/ j.neuroimage.2014.04.030.
  - ◆ 研究建议倾斜 16° 角有助于覆盖全脑，如 2.1 节所述。
- Van Dijk, K.R.A., Hedden, T., Venkataraman, A., Evans, K.C., Lazar, S.W., & Buckner, R.L. (2010). Intrinsic functional connectivity as a tool for human connectomics: theory, properties, and optimization. Journal of Neurophysiology, 103(1), 297-321.
  - ◆ 确认静息态最小扫描时间的研究，如 2.5 节所述。仍然建议考虑更长的扫描时间（10~15 分钟），以改善功能连接的结果。

第 3 章
数据预处理

刘秀秀　陈　悦　高文文　王依格　杜　雷　译

舒　妮　马国林　李海梅　校

王贵生　张　冰　唐晓英　杨　旗　审

　　静息态 fMRI 数据采集完成并进行简单质量控制（如视觉检查图像）后，就进入数据分析的第一个阶段，也是所有静息态研究的共同阶段，即数据的预处理。预处理的主要目的是减少干扰性伪影和其他结构噪声，为随后的静息态功能连接分析做准备。

　　为了进行功能连接分析，需要尽可能减少数据中的结构噪声。如第 1 章所述，结构噪声可以明显影响功能连接分析，如果处理不当，这些噪声就可能会影响研究的结果。降噪的数据预处理步骤分为两大类。首先，fMRI 研究有几种常规的降噪步骤，它们并不只用于静息态（例如高通滤波、空间平滑和运动校正）。第 3.2 节 "常规预处理步骤" 将简要介绍这些步骤。其次，由于结构噪声可能影响静息态研究的结果，所以研究人员需要进一步进行静息态 fMRI 特有的降噪处理。因此，本章主要介绍静息态功能连接研究所特有的减少结构噪声的降噪方法。

　　进行组分析中需要确保比较的是不同受试者的相同脑区。实现这一目标的几个预处理步骤包括头动校正，将功能（EPI）像向结构（T1）像进行空间配准，将结构像配准到标准空间或标准化，以及变形校正。这些预处理步骤是大多数 MRI 研究（包括扩散和任务态研究）的常规步骤，因此仅在第 3.2 节"常规预处理步骤"中简要介绍。

常规预处理步骤

运动和变形校正	层面时间校正
高通时间滤波	空间平滑
配准	

降噪步骤（至少使用其中一种）

偏相关回归	低通时间滤波
体积删剪	全脑信号回归
基于ICA的清除	
生理噪声回归	

图 3.1 预处理阶段的概述。黄色背景（上部）是常规预处理的步骤，这些步骤是很多磁共振研究包括静息态都共同拥有的。这些常规预处理步骤中，红色框是必需的，而橙色框的步骤不是必需的。蓝色背景（下部）是专门为静息态 fMRI 研究所开发的降噪预处理步骤。左边（浅蓝色）的方法更常用，右边（深蓝色）的方法是一些过时或有争议的方法。

本章首先简要介绍影响静息态 fMRI 研究的几种类型的结构噪声，然后探讨非功能连接特有的常规预处理步骤。本章其余部分将用于阐释专门用于减少静息态 fMRI 数据结构噪声的特有方法。任何静息态 fMRI 的研究，必须包括常规预处理步骤，并且强烈建议使用本章介绍的进一步去除噪声的方法。这些进一步降噪的方法旨在针对性地解决静息态 fMRI 研究中噪声的相关问题。每种降噪方法的优缺点，将在每节中进行讨论。一些降噪方法在实际应用中比较常见，而另一些方法是在早期静息态研究中被开发和使用的，只是最近的研究很少应用，另外还有一些方法本质上存在争议。还应指出，降噪是一个活跃领域，有很多正在研究、开发的新技术。图 3.1 概述了静息态预处理流程的步骤，下面将进一步讨论每个步骤的内容。

▶▶ 3.1 结构噪声的来源

静息态 fMRI 采集时，结构噪声有两个主要来源，即生理噪声（如呼吸和心跳）和受试者在扫描仪中的运动。此外，扫描仪硬件可能也会产生一些伪影。

3.1.1 硬件噪声

通过仔细规范采集，可明显降低或避免大多数硬件噪声（包括卷折、射频干扰噪声和 Ghost 伪影）。但是，有些硬件噪声难以避免，需要在预处理阶段进行处理。后者的例子有信号漂移（BOLD信号基线随时间的缓慢变化）、变形和信号丢失。变形（图像的空间扭曲）和信号丢失（常在眶额区）都是由脑局部静磁场不均匀所致，如第 2 章所述。第 3.2 节"常规预处理步骤"中将简要讨论如何处理这些 MRI 硬件噪声。

3.1.2 头动

静息态 fMRI 数据中，结构噪声产生的最主要原因是受试者头动。虽然可以（也应该）通过适当填充固定以减少头动，但不可能完全避免。重要的是，不同受试者的头动量往往不同，这与研究内容有关（如患者通常比健康对照组头动多），这样，所得的静息态 fMRI 结果不准确很有可能是头动所致。头动会以很多不同的方式影响数据，这些影响可大体分为一阶和高阶头动效应。头动的一阶效应是指不同扫描层面之间体积的空间位置偏差。动态观察 BOLD 原始数据时，很容易发现一阶头动效应，部分受试者头动明显。通过头动校正，可以校正头动的一阶效应，这将在下一节进行讨论。

另一方面，高阶头动效应不太直观，也很难从数据中去除。即使校正了单个体积的位移，这种效应还是有可能会影响后续分析。高阶头动效应与部分容积效应、自旋历史效应和磁场不均匀性有关。部分容积效应是图像采集时体素处于不同类型组织边界所致，由于 fMRI 的空间分辨率相对较低，所以常见灰质、白质、脑脊液的某种组合。当发生头动时，这些组织的相对构成可能会发生改变，因为相应的体素在头动前后处于脑的不同位置。这种部分容积变化会造成 BOLD 信号的继发变化，这种信号变化通过头动校正能近似校正。自旋历史效应是由于 fMRI 的重复时间（TR）太短，导致原子核不能完全从激发态恢复至基态而产生的。间隔扫描方式可以克服这个问题，但是由于头动，某区域从一层移动到下一层时，该区域的原子核将比预期稍早或稍晚被激发（即自旋激发的"历史"在未发生层间移动与层间移动的原子核之间有所不同）。自旋历史效应会导致 BOLD 信号的额外变化，而这些变化无法通过头动校正进行校正。最后，静磁场的不均匀性一般位于气腔附近，例如鼻窦附近，通过匀场和场图进行校正（如第 2 章和下一节所述）。

当发生头动时，磁场的不均匀性会发生变化，因此匀场和场图的校正效果会变差。这样，就会出现头动和信号丢失的复杂相互关系，进而增加局部信号波动。因为头动会造成明显的结构噪声，特别是它会造成受试者数据的系统性变化。本章中讨论的很多预处理方法都旨在减少头动的影响。

3.1.3 生理噪声

除了扫描仪硬件和头动因素，影响结构噪声产生的另一个因素是生理因素，其中最主要的是受试者的心动周期和呼吸。生理噪声对 fMRI 数据的主要影响是运动，包括头动和大动脉、脑脊液及其周围组织的搏动运动。呼吸会导致胸部和腹部的小幅度运动。受试者躺下的动作，通常会导致头部的小幅度运动。这就是受试者扫描时不可避免地会出现一定程度头动的原因。其次，呼吸时胸腔内空气量的变化可改变匀场，引起明显的磁敏感性伪影。

心跳和呼吸的循环相对稳定（大约每秒一次心跳，每 3 秒一次呼吸），这意味着如果采样频率足够高（如脑电图），生理噪声就很容易从数据中去除。然而，fMRI 的采样率（TR）通常太慢，无法对这些生理周期进行采样，从而导致信号混叠（即心跳和呼吸的影响最终会扩散至所有频率）。因此，由于采样不够快，fMRI 中常不能将生理噪声进行简单的滤除。此外，心率、呼吸深度和频率的变化也会影响血流、血氧水平、血二氧化碳水平和血管舒张。有些方法专门用于减少生理噪声，这将在本章末尾进行介绍。

▶▶ 3.2 常规预处理步骤

这一节将简要说明多种磁共振研究所共同拥有的预处理步骤。更多详细信息，请参阅本系列丛书的神经影像分析简介。

3.2.1 运动校正

所有 fMRI 数据预处理的第一个步骤通常都是运动校正，以去除受试者在扫描仪中头部运动的影响。这一步是很有必要的，因为少量头动是不可避免的。运动校正是将每帧图像分别在空间上配准到指定的参考图像（确保它们正确重叠，从而去除 BOLD 原始数据中的大体移动）。参考图像通常是所获取的图像之一（第一帧或中间图像，取决于所使用的软件包）。然而，有时最好用替代图像作为参考图像，例如，多频带序列应使用非饱和图像，因为它比其他图像能提供更好的组织对比（如第 2 章所述）。运动校正对每帧图像进行变换，以使所有图像在空间上进行匹配。除了对齐图像外，运动校正还会输出整个扫描过程中头动的估算，以作为一组头动参数。这些头动参数可用于后续其他预处理步骤，本章会反复提到。共有 6 个头动参数，其中 3 个参数描述 3 个方向的平移（左右、上下、前后），3 个参数描述旋转运动（俯仰、转动和翻滚）。运动校正对于所有静息态 fMRI 研究来说都是必需的，无论使用哪种其他预处理和去除噪声方法，都应该进行运动校正。

3.2.2 层面时间校正

接下来，可以对静息态 fMRI EPI 数据进行层面时间校正，但不都是必须的。此步骤的目的是校正 BOLD 数据采集时每个层面在时间上的细小差异，即一些层面在 TR 开始时采集，而其他层面稍晚采集。例如，当序列的 TR 为 3 秒时，层面采集时间的差异可以很大，进行层面时间校正可能会很有用。但是，随着快速的多频带 EPI 序列的发展（第 2 章），TR 常接近 1 秒甚至更短。鉴于血流动力学反应函数的滞后性（图 1.1），这种层面采集时间的微小差异可能对分析没有影响。因此，快速 TR 研究中不使用层面时间校正可能更有利，因为它也有缺点，例如使用插值。

层面时间校正使用时间插值来稍微移动体素的 BOLD 时间进程，以解决采集时间时产生细小差异的问题。但是，插值会导致数据轻微的时间平滑，因此不可避免地会丢失高频信息。最后，层面时间校正会与运动校正和空间平滑（下一节讨论）产生复杂的相互作用，并且通常无法完全校正。

是否进行层面时间校正，应根据每个研究的具体情况决定，考虑的因素包括 TR、研究目的以及预处理后所要进行的分析类型，如果精确的时间对研究假设和处理方法至关重要，那么即使是快速 TR 数据，层面时间校正也变得很重要。

3.2.3 空间平滑

各种（功能）MRI 数据预处理流程的另一个步骤通常是，对图像进行一定程度的空间平滑（也称空间滤波）。空间平滑是通过对每个体素计算多个相邻体素的加权平均值来实现的，具有模糊图像的效果。空间平滑的程度通常取决于高斯核的半峰全宽（FWHM），它用于创建平均的权重（图 3.2）。空间平滑的优势是，平均有助于减少噪声的影响；缺点是，降低了空间定位的精度。

（a）

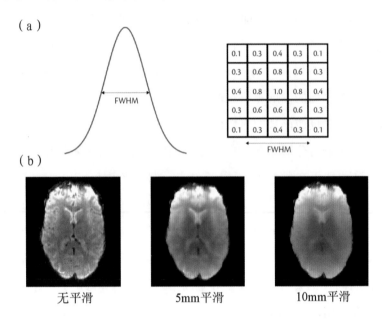

（b）

无平滑　　　　　　5mm平滑　　　　　　10mm平滑

图 3.2　空间平滑有助于提高图像的信噪比（a）平滑程度取决于用于加权平均的平滑核。平滑核的属性取决于半峰全宽（FWHM）的值；图示半峰全宽（FWHM）的一维横曲线（左）和二维矩阵（右），但实际应用的是三维高斯核。（b）空间平滑的效果是使图像模糊，图示 3 个不同平滑程度的相同 EPI 图像。

习惯上通常把半峰全宽（FWHM）设置为原始数据体素大小的 1.5~2 倍（即各向同性 2mm 体素的数据应用 4mm 半峰全宽进行空间平滑）。但是，在决定数据的平滑程度时，考虑兴趣区的大小也很重要。例如，针对杏仁核（较小的皮质下结构）连接的研究设置的平滑程度应该小于杏仁核的大小。进行过度的平滑会导致研究的兴趣区信号模糊。

EPI 数据具有高空间分辨率（≤ 2.5mm 各向同性体素）和高时间分辨率（TR < 1.5 秒）以及长时间序列（至少 10 分钟采集），所以并不总是必须进行平滑处理。主要原因与时间点数量多有关，因为更多时间点导致更高的自由度（本章后面讨论），从而能够获得精确的功能连接。但是，对于较低空间分辨率的数据（特别是时间点数量较少时），一定程度的空间平滑是有利的。

3.2.4 高通滤波

fMRI 数据常规预处理的下一个常用步骤是时间滤波。时间滤波的目的是从每个体素的时间序列中删除不需要的信号成分，而又不删除感兴趣的信号。fMRI 数据经常使用高通滤波，这意味着从数据中去除最低的频率（使用很低的阈值频率，类似于"去除线性漂移"；图 3.3）。这里所去除的低频成分理应低于 BOLD 信号内主要的低频波动（如第 1 章所述）。所应用时间滤波的程度通常用阈值频率或阈值周期来表示。例如，当进行阈值频率为 0.01Hz 的高通滤波时，意味着低于阈值频率的任何信号波动都将全部或部分被清除（图 3.3）。本质上，高通滤波的目的是消除数据中扫描仪信号漂移的影响（由于扫描仪硬件造成的 BOLD 基线随时间的缓慢变化）。通常建议在预处理过程中进行高通滤波。滤波的程度取决于数据质量：高质量数据可设置较高的阈值周期（1 000 秒）以删除较少数据而保留更多的数据，而较低质量的数据通常使用较低的阈值周期（100 秒）以删除更多的噪声。在静息态 fMRI 研究中，有时会应用更严格的带通时间滤波，这将在本章后面详细讨论。

原始BOLD数据

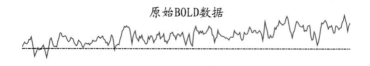

高通滤波数据（＞0.01Hz）

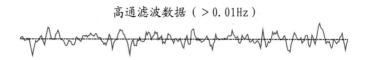

带通滤波数据（0.01～0.1Hz）

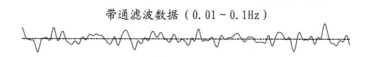

图 3.3　滤波的效果。顶部图像显示原始 BOLD 信号（从后扣带回皮层提取）具有一些信号漂移（信号强度随时间缓慢上升）。中部图像显示，高通滤波后，这种信号漂移已从数据中消除（开始时的信号不再低于结束时的信号）。底部图像显示带通滤波的效果。带通滤波可从数据中去除低频和高频成分，从而使时间序列更平滑。

3.2.5 配准

为了进行组分析（这通常是进行任何 fMRI 研究的目的），必须将所有受试者配准到一个共同的"标准"空间（如图 3.4 所示）。本节将简要讨论有关配准的重要内容。然而，配准、相关的脑组织提取和变形校正是复杂的课题，更详细的讨论超出了本书范围。

配准、脑组织提取和变形校正等内容在本入门系列丛书的《神经影像分析入门》中有详细介绍。

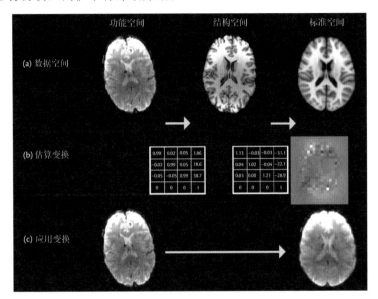

图 3.4 将不同受试者数据放入同一空间的配准方法，以便进行组间比较。（a）不同"空间"下所获取的不同图像。图示两个阶段的配准过程：（b）配准的第一阶段是估算所需的变换（可以是线性矩阵，也可以是非线性变形场图像）。（c）配准的第二阶段是应用变换，以便在不同空间下重采样得到新的图像。这些变换通过重采样 EPI 功能数据将其转换到标准空间。

标准空间是一个描述脑的位置的通用坐标系（常见的标准空间是 Talairach 空间和蒙特利尔神经研究所的 MNI 空间）。我们所提及的其他"空间"还有功能（EPI）和结构（T1）空间，它们是每个受试者采集相应数据的原始空间。注意，这些空间（功能、结构和标准空间）通常具有不同的图像和体素大小，因此一个空间的体素不会在其他空间覆盖脑的相同区域。配准的目的是对齐图像内的空间结构，以便计算不同空间之间的变换。这些变换可用于将功能空间中个体分析得到的统计图放入标准空间以进行组间比较；也可以反向应用，将标准空间中定义的兴趣区转换到功能空间，以观察特定个体的该脑区激活情况。

重要的是，脑能以自然形式在三维空间（也称容积空间，由体素组成）内显示。但是，灰质皮层也可在由顶点组成的表面显示。配准可在容积空间或皮层表面进行。在不涉及太多细节的情况下，表面的方法是将皮质灰质带分离出来，或者将其展成扁平的片状，或者将其膨胀至使所有脑回皱褶变平，形成一个膨胀的或球形表面。普遍认为，表面配准对皮层区域更有利，因为容积空间中脑沟对面的两个区域会表现为彼此相邻（由于折叠），而且表面的方法能够准确地反映这两个区域之间的生物距离（由于它们会随扁平化或膨胀而分离）。结果表明，与容积配准相比，表面配准获得的功能区的受试者间一致性更高（这样，连接更好）。此外，在皮质表面进行空间平滑比在容积空间中更利于避免模糊脑沟。但是，表面配准并不能显示所有的皮质下区域，而这些区域在认知和临床神经科学中有重要作用。因此，就需要在容积空间中或者采用一种混合方式，以更好地显示皮层和皮层下结构。人类连接组项目就开发了这样的混合方法，即一种灰质坐标系。这种灰质坐标系是脑中灰质的位置，通过表面顶点方式表示皮层，而以三维体素方式表示皮层下区域。本书将不详细讨论表面显示和灰质坐标系，但是需要指出的是，本书所介绍的全部方法都可以应用于容积空间或表面空间（某些需进行一些调整）。

▶▶ 3.3 低通滤波

低通滤波是一种时间滤波方法，类似于高通滤波。但是，低通滤波不是去除最低的频率（如信号漂移），而是全部或部分去除超过阈值频率的高频成分（如保持低于 0.1Hz 的频率）。另一个常见术语是带通滤波，它是低通和高通滤波的结合（即保持两个阈值频率之间的频率成分）。

低通滤波在早期静息态功能连接分析中很常见，因为功能连接被认为是由低频振荡造成的。因此，高频 BOLD 数据被认为只含噪声波动，所以最好从数据中去除 0.1Hz 以上的频率（图 3.3）。然而，后来的研究表明，高频 BOLD 数据中存在着与静息态网络极为相似的空间结构，这表明高频确实包含有用的信号。此外，其他更先进的降噪方法也有了很大发展，其中的许多方法稍后讨论。最终，虽然仍可选择低通滤波来降噪，但它不再是静息态研究的必需步骤，也不再常用（如第 3.2 节所述，应进行高通滤波来消除信号漂移）。

▶▶ 3.4 滋扰变量回归

滋扰变量回归是静息态 fMRI 中一种常用的用于降低结构噪声影响的方法。在滋扰变量回归中，定义了一组时间序列，这些时间序列反映了不同结构噪声源所造成的数据变化。这些时间曲线称为滋扰变量回归因子，即采用多元线性回归从数据中去除时间序列所致的变化［更多内容请参阅本章末尾的"通用统计框：多元线性回归分析（与一般线性模型 GLM）"］。回归后留下的信号（残差）用于进一步的功能连接分析。作为滋扰变量回归因子的时间序列，通常反映运动，也可以是非灰质组织的 BOLD 信号波动，如白质和脑脊液，本章后面详细介绍。

本章后面介绍的许多方法都是滋扰变量回归的特定版本，包括全脑信号回归、生理噪声回归，甚至还有更复杂方法的一些版本，如删减和独立成分分析（ICA）。然而，本节将用最简单和传统的方式介绍滋扰变量回归。本节和后面几节中介绍的回归方法依赖于对多元线性回归和残差概念的理解，因此，如果你对这些内容不熟悉，则可以阅读本章末尾的"通用统计框"。

最常用的滋扰变量回归因子是头动参数（也称头动校正参数），它来自头动校正过程中的估算。共有 6 个运动参数，其中 3 个是位移（在 x、y 和 z 方向上；也称平移），3 个是旋转（俯仰、转动和翻滚）。通过对这 6 个参数进行各种非线性变换，获得滋扰变量回归中常包括的 6 个、12 个或 24 个运动回归因子。例如，24 个运动回归因子可包括当前图像的运动参数，当前图像与前一帧图像的运动参数之差，以及这两组参数的平方。

除运动参数外，还可从数据中提取其他信号用于滋扰变量回归。例如，常见的方法是提取脑脊液（CSF）和脑白质（WM）的时间序列。采用 CSF 和 WM 作为回归因子的依据是，它们时间序列波动的本质不是神经元的（因为它来自非灰质区域）。而有人认为 CSF 和 WM 时间序列可能反映结构噪声，例如生理搏动（尽管 WM 时间序列可能包含与神经灰质 BOLD 信号相关的静脉波动）。提取 CSF 和 WM 时间序列可通过分割方法完成，获得 CSF 和 WM 两者的掩模，通过掩模内信号的平均提取每种组织的时间序列。提取时间序列之前，有时会缩小掩模以确保不包括边界体素，因为这些边界体素可能包含部分灰质。

滋扰变量回归方法的优点是无需额外的数据采集（利用数据即可估计回归因子），实现起来简单、快速。然而，滋扰变量回归方法也有两个重要缺点。首先，因为它是基于线性回归，所以滋扰变量回归方法不能消除本章前述的许多复杂的运动继发效应（实际上是高度复杂且非线性）。其次需要指出的是，滋扰变量回归方法所估算的运动参数的准确度，取决于运动校正的算法。由于这些缺点得出的普遍共识是，仅靠滋扰变量回归方法并不足以消除结构噪声对功能连接分析的影响。因此，它需要与本章介绍的其他方法联合使用。

▶▶ 3.5 全脑信号回归

全脑信号回归是滋扰变量回归方法的特定版本。获得全脑信号，需要对全脑所有体素的时间序列进行平均，以获得 BOLD 波动的单一的平均回归因子。然后采用线性回归法去除这个"全局"时间序列的影响（更多信息参见本章末尾的"通用统计框"）。计算全脑信号有两种略有不同的方法，可以对所有组织类型，包括脑脊液和白质（通常认为是全脑信号）进行平均，也可以只对灰质（有时称为全脑灰质信号）进行平均。实际上，这两个平均通常高度相关，并且使用这两个全脑信号的结果的差异也很小（特别是如果还采用了白质和脑脊液信号的滋扰变量回归）。

重要的是，全脑信号回归一直存在很多争议。支持者已经证明全脑信号回归可降低结构噪声对功能连接分析指标的影响，认为它是一种简单而有效的降噪方法。但是，进行全脑信号回归有几个明显的负面影响。首先，因为全脑信号是使用所有体素计算，所以它包含信号和噪声波动的组合。这样，全脑信号回归（理论上）会从数据中去除部分需要的信号。其次，去除全脑信号的变异性也会影响全脑的连接结构。具体来说，全脑信号回归会导致功能连接值的分布发生变化。这意味着，一些区域之间的连接可能会从回归前的零或正值，变为回归后的负值。因此全脑信号回归已被证明会导致脑区之间的负相关。鉴于功能连接是静息态研究主要感兴趣的指标，所以这种负相关就成了全脑信号回归的一个重要缺点。由于这些尚未解决的争议，全脑信号回归的使用目前尚无定论。

▶▶ 3.6 生理噪声回归

为了消除由心跳和呼吸引起的生理噪声波动,当受试者躺在扫描仪中时,可以持续采集生理指标。采集生理数据的更多信息参见第 2 章。这些生理指标可以在数据预处理阶段使用,以创建反映生理波动的回归因子。例如,生理指标可用于估算心跳和呼吸周期的相位,以及呼吸量和心率的变化。这些回归因子(每个体素含一个值)可通过滋扰变量回归方式从数据中移除(通过多元线性回归获得残差)。生理噪声回归因子通常于每层分别获取,以对应每层采集时间的差异。

当主要感兴趣脑区的位置(即脑底部和靠近动脉或静脉)容易受生理波动的影响时,生理噪声回归是有价值的。高风险的脑区包括脑干和岛叶,也包括前扣带回和杏仁核,它们在焦虑等心理过程中发挥作用,与(应激)生理反应密切相关。然而,近年来,生理噪声回归的使用有所减少。最有可能的原因是其他方法的发展和应用良好,并且无需额外的数据采集(例如独立成分分析,见 3.8 节讨论)。

▶▶ 3.7 图像删减

为完全消除运动的原发性和继发性影响,对于扫描过程中受试者运动的时间点,一种选择是完全删除所采集的图像(图 3.5)。这种从数据中完全删除时间点体积(volume)的方法称为图像删减

（当使用 GLM 方法对发现时间点的体积数据进行回归，而非完全删除时间点时，通常也称为擦除、尖峰移除、去除尖峰或尖峰回归）。为了确定需要删除的运动时间点，图像删减为运动的度量设置了一个阈值。框架位移（frame-wise displacement，FD）是常用的运动度量方法，即将运动校正所估算的 6 个运动参数合成一个位移指标（通常是平均一个全脑掩模或者球形感兴趣区内所有体素的位移）。不同平台 FD 的计算略有不同，但是所有的 FD 指标都具有很强的相关性，其中哪个更精确并不重要（具体数值可能有所不同，但重要的是使用特定 FD 相关的阈值）。图像删减只需在 FD 高于阈值时，删除相应时间点的体积。由于运动效应可能从一个 TR 延续到下一个 TR（例如自旋历史效应），常会删除 FD 峰值前后的几个体积。当然，框架位移的阈值对图像删减所清除的程度至关重要。图像删减的常用阈值是：FD>0.5mm（较宽松）或 FD>0.2mm（较严格）。这些框架位移的参考阈值来自鲍尔（Power）及其同事的经验。

还可采用不同指标确定删除哪些图像。框架位移的常见替代指标是 DVARS，它是根据受试者的 BOLD 数据计算得出的（而不是从 BOLD 数据的运动参数获得的）。DVARS 是根据 BOLD 信号强度从一个时间点到下一个时间点的变化程度进行估算的，是全脑所有体素的平均值。正常情况下，由于血流动力学响应函数，BOLD 数据随时间的变化相对平稳，这样信号中大的起伏意味着此时的图像存在噪声。除了运动，DVARS 对很多其他类型的伪影也很敏感。

图像删减可有效地去除运动对静息态 fMRI 数据的影响（包括

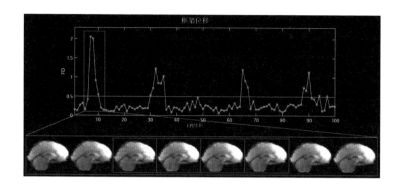

图 3.5 图像删减时，从数据中删除框架位移超过预定阈值的体积。这里突出显示 FD 图中绿色方框对应的 8 个连续时间点的 EPI 图像（仅经过常规预处理步骤）。中间 4 个时间点的体积超过了阈值 0.5，将从数据中删除（红框）。

一阶效应和高阶效应），是常用的降噪方法。但是，需要注意的是，图像删减也存在一些缺点。首先，图像删减中所删除的数据量常相对较多（占全部图像数目的 20%~60%），意味着数据的时间自由度会大幅降低。自由度减少意味着统计效能降低［见本章末尾的"通用统计框：多元线性回归分析（与一般线性模型 GLM）"］。当参与计算的图像更少时，估算的功能连接将有更多的噪声。更重要的是，所移除的图像数量随受试者运动的多少而变化。这样，对于所估算功能连接指标的准确度，运动较多的受试者会低于运动较少者。不同研究组之间的运动量不同（如患者和健康对照组之间），可能会造成组间分析偏差。通过确保所有受试者最终具有相同数量采集时间点的图像（所有受试者都与移除体积最多者匹配），就可以解决这个问题。但是，这可能会降低扫描时间的使用效率，因为它将删除大量"好"的数据。此外，对于没有超过设定阈值的时间点，它们的删除方式也必须仔细考虑。这涉及图像删减的另一个缺点，即去除时间点会破坏连续采集静息态 BOLD 数据中存在的自相关结构。扰乱数据的时间结构也会影响数据的时间滤波，当研究关注时间波动的功能连接时就不希望存在这种扰乱（如动态功能连接分析，第5章将详细讨论）。由于图像删减会改变数据的时间结构，所以需要考虑不同预处理的执行顺序和删减对数据的影响。例如，时间滤波应该在图像删减之后进行，因为从数据中删除图像会改变数据呈现的频率。

综上所述，不同的图像删减方式，是减少静息态 fMRI 数据中结构噪声的有效方法。因此，静息态 fMRI 中图像删减相对常见。但是，还有其他更灵活的降噪方法，下一节我们将讨论相关实例。

▶▶ 3.8 独立成分分析

独立成分分析（independent component analysis，ICA）是将全脑静息态 BOLD 数据分解为一组空间结构化成分的方法（图3.6）。这些成分通常是一些表示神经元信号的成分和一些表示结构噪声成分的混合。因此，ICA 可通过识别噪声成分，并将其从数据中去除来达到降噪的目的。注意 ICA 也可在组水平进行，以识别大的静息态网络。第4章将介绍组水平 ICA，并详细讲解 ICA 的工作原理。本节将重点介绍个体受试者 ICA 的降噪处理。

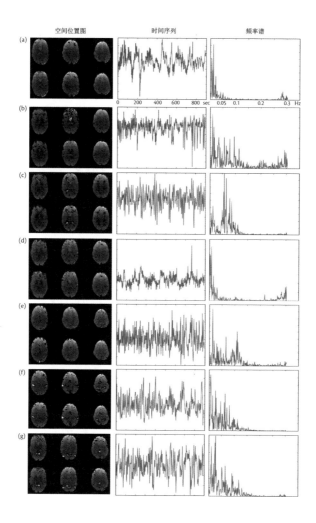

图 3.6 个体受试者 ICA 的噪声和信号成分的示例。（a）运动噪声成分；（b）CSF 噪声成分；（c）脑白质噪声成分；（d）磁敏感运动噪声成分；（e）矢状窦静脉噪声成分；（f）运动皮层信号成分；（g）DMN 信号成分。

当使用 ICA 进行降噪时，应该在常规预处理步骤（运动校正、层面时间校正、时间滤波和空间平滑）之后，对每个受试者（和每次扫描）的数据分别进行描述。个体受试者 ICA 输出的是一组成分，每个成分都用空间位置图和时间过程进行描述。如第 4 章所述，所提取成分的数量可根据数据自动估算。当运行 ICA 估算成分后，ICA 降噪的下一步工作是将每个成分标记为信号或噪声（对成分进行分类）。这可以通过检查每个成分来手动完成，或者使用自动或半自动 ICA 分类方法来完成标记。图 3.6 显示了几个信号和噪声成分。本节其余部分将介绍一些手动分类的处理原则和一些自动分类方法。

当所有成分都标记为信号或噪声后，最后一步就是进行回归分析了，即从数据中删除噪声成分所致的变化。删除数据中噪声 ICA 成分有两种选择，通常被称为"激进"和"非激进"方法。激进的方法类似于 3.4 节所述的滋扰变量回归，从数据中删除噪声成分时间序列造成的所有变化（采用多元线性回归，参见本章末尾的"通用统计框"）。这种激进的方法会消除噪声时间过程所能解释的所有变化，即使有些变化可能与信号成分共同造成。而非激进方法是仅去除噪声成分所特有的变化，并保留可能与兴趣信号相关的任何变化。也就是说，它将保留不能明确识别为噪声的成分，因为这些噪声和信号共同造成的变化中也包含信号。考虑噪声成分的空间位置图和时间序列，回归并不是完全去除噪声时间序列造成的所有变化，而是仅去除与非噪声成分不相关的部分变化。为了尽可能多地保留信号，"非激进"方法通常更好，因为它实际上将证明是噪声之外的任何变化都认为是信号。

3.8.1 手动成分分类的处理原则

人工检查和标记成分很常用，被认为是分类方法的金标准。例如，后面介绍的一些半自动方法都需要一组手动标记的训练数据，即使是全自动分类方法，也必须人工检查部分受试者的结果以保证准确性。此外，对于小样本研究或者处理困难人群时，手动标记所有数据更可取。当人工检查 ICA 成分进行分类时，需要检查 3 种信息：空间位置图、时间进程和时间过程的频率谱，即全面考察所有信息再做出决定。

在空间位置图中，信号成分的特征是相对大、连续的簇，但数量相对较少。此外，空间图中应主要与灰质重叠，"激活"峰值应位于灰质内。空间图中主要覆盖白质、脑脊液，或者显示环绕脑的特点（运动）时，提示是噪声成分。除了这些空间特征外，信号成分的时间序列通常相对稳定，没有突然的孤立尖峰（如图 3.6d 中时间序列末尾的尖峰），并且振荡模式没有变化；而噪声的时间序列通常会显示尖峰或者振荡模式随时间而变化。最后，由于 BOLD 信号的特性（如第 1 章所述），信号时间序列的频率谱应主要处在低频范围（低于 0.1Hz）。

虽然根据上述特征可相对容易地识别明显的噪声成分，但是一些噪声成分是三种信息中的一种或两种，看起来与信号成分非常相似。这样，一些成分可具有信号样的时间序列和 / 或频率谱，但是空间图可能显示它不与灰质重叠（如矢状窦和信号减低区的磁敏感伪影）。此外，一个成分可能是信号和噪声的混合成分，这通常反映在所有三个信息中。

当对 ICA 成分进行分类以降噪时，需要记住目标始终是保留数据中的所有信号。这样，就要仔细审查所有三种信息，以便选择明确的噪声。但是，当可能是混合成分或者不清楚是信号还是噪声时，应采取保守方法，不要将这些成分标记为噪声。最后，需要注意的是，所提取的成分通常含大量噪声（占所有成分的70%~90%）。此外，很多排名第一（根据造成的变化量排名）的成分常不含任何信号。

示例框：个体受试者 ICA

为了更好地体会典型数据中存在的噪声类型，可以查看从个体 ICA 数据中所提取的 ICA 成分。本入门书网站上，可以找到一组个体受试者的 ICA 成分。请使用本章中介绍的处理原则，将这些成分手动分为三类：信号、噪声和未知（混合或不清楚的成分）。手动标记成分后，你可将分类与 FSL 工具 FIX 的半自动标记进行比较。

这个例子的目的是更好地了解 fMRI 数据中存在的噪声类型，并获得一些识别不同 ICA 信号和噪声成分的经验。

3.8.2 自动成分分类的方法

人们还开发了各种全自动或半自动的 ICA 成分分类方法。虽然还有很多其他方法，这里简要讨论几个方法。一种是名为 FIX

的分类方法，FIX 自从被人脑连接组项目使用后，已广受欢迎。FIX 的工作原理是从 ICA 成分中提取 180 个特征，每个特征代表空间图、时间序列和频谱的一个方面。这些特征用于计算一个评分，代表这个成分是信号的可能性大小。通过阈值将这些评分的特征进行分类。例如，得分低于 20 的成分被分类为噪声。FIX 所使用的特征与前面介绍手动标记成分的原则类似（如环绕头部以及高频功率等）。

　　FIX 在应用前，需要采用手动分类的数据进行训练。这意味着需要输入正确标记为噪声或信号的 ICA 成分，以便 FIX 算法"学习"如何将特征组合产生正确的分数。因此，为了训练 FIX 算法，应该至少手动标记 10 次扫描数据（代表研究所涉及不同的受试者和扫描条件）。重要的是，FIX 所使用的特征对采集参数（TR、体素大小、扫描范围、扫描时间）和预处理参数（平滑、高通滤波）很敏感。因此，如果新数据的这些参数与 FIX 的训练数据有很大不同，那么就需要重新训练。虽然 FIX 能够准确地从数据中去除噪声和保存信号，但创建所需的手动标记训练数据可能很耗时。

　　FIX 的一种替代方案称为 ICA-AROMA，它类似于 FIX，使用空间和时间特征来确定 ICA 成分是信号还是噪声。但 ICA-AROMA 采用了更简单的方法，只使用 4 个特征（而不是 FIX 的 180 个特征）。因此，ICA-AROMA 不需要任何训练，无须手动标记数据来训练算法就可应用于任何数据。ICA-AROMA 的另一个优点是，由于特征数量少，它只会删除大多数人会归类为噪声的成分，这样通常认为它比 FIX 更客观一些。ICA-AROMA 的潜在缺点是，它的主要目的是从数据中排除反映受试者运动的成分。因此，非运动来源的噪声成分通常不会被标记为噪声，这样也就不会从数据中被删除。一般来说，当使用相同序列和预处理获取大量数据时，建议使用 FIX，因为此时手动标记一些训练数据是值得的，并且它可同时删除运动噪声和非运动噪声。而 ICA-AROMA 可能更适合小样本研究。

3.8.3 ICA 降噪的优缺点

静息态 fMRI 进行 ICA 降噪的最大优势是，它采用数据驱动方法识别 BOLD 数据的结构。因此，ICA 能够检测各种来源的噪声成分，包括一阶和高阶运动效应，以及生理和 MRI 伪影所致的噪声。与图像删减相比，ICA 能保留数据的时间结构，通常较少去除"好"数据。ICA 降噪已被证实具有良好的性能，是最常用的方法之一。但是，需要当心 ICA 的一些缺点。首先，ICA 成功分离信号和噪声成分的能力，取决于数据的时间（和空间）分辨率。具体地说，包含更多时间点的数据可更好地分离成分。因此，在采集时间短的较低质量数据中，确切识别噪声成分更具挑战性。此外，ICA 降噪很大程度上还取决于 ICA 成分的信号和噪声分类。不同人以及不同的自动分类方法和阈值之间，所标记的成分可能存在差异。为了解决这些问题，可采用多个评分者进行分类达到评估的一致性，并且建议至少人工验证部分受试者的自动分类，包括一些运动非常快和非常慢的受试者。总之，ICA 是一种成功去除静息态数据中因运动、生理和硬件所致结构噪声的常用方法。

通用统计框：多元线性回归分析（与一般线性模型 GLM）

本框简要介绍了多元线性回归分析的概念，本书中的几个关键处理步骤都采用这个方法，包括如下。

1.预处理过程中，降噪常采用多元回归（如第3章所述）。

2.双重回归分析（第4章），涉及两个多元回归分析。

3.功能连接数据的不同受试者间组水平分析（不管使用哪种方法）通常涉及一般线性模型（多元线性回归分析实现）。第4章和第5章中不同受试者间组分析的主要方法都是GLM。

本框中将简要介绍多元线性回归和 GLM。理解多元线性回归和 GLM 非常重要，更多信息建议读者（特别是神经影像或 GLM 的新手）阅读本入门书的网站中"神经成像一般线性模型简介"相关内容。

回归分析的总体目标是创建描述数据中所见信号的模型。模型由研究人员创建，通常由几个回归因子组成，这些回归因子是自变量（也称解释变量）。这些回归因子既可描述我们感兴趣的数据变化（如任务 fMRI 实验的 BOLD 激活方式），也可描述我们不感兴趣并且想要去除的数据变化（如前述 fMRI 数据降噪的噪声协变量）。回归分析的因变量通常是个体受试者的 BOLD 静息态数据，或者是多个受试者的估算参数图。后一种情况本框稍后讨论，目前假定多元回归的因变量来自个体受试者的预处理后 BOLD 数据。

多元回归分析就是找到回归因子的线性组合，从而使得到的时间序列与数据"最佳匹配"（最相似和尽可能多地解释数据变化）。多元回归分析的输出是模型中所包括的每个回归因子的值（也称估计参数或效应因子）。每个值代表最符合数据的回归因子线性组合中，它相关的回归因子的贡献。

神经影像研究中，GLM 常用于分析至少包含数万个体素的全脑数据。对于每个体素，每个 TR 均采集一个 BOLD 信号，这意味着获得了每个体素 BOLD 数据的时间序列。当对 fMRI 数据进行多元线性回归分析或 GLM 时，实际上是分别对每个体素的时间序列进行回归，称为基于体素的分析（对于每个分析，因变量是不同体素的时间序列）。这也称为群体单变量分析，表示相同的分析进行很多次（"群体"），分别对全脑的每个体素进行"单变量"分析，而不是在同一分析中考虑所有体素的多变量分析。这样，"最佳匹配"取决于每个体素的时间序列，即每个体素的 β 值是不同的。全脑多元回归分析的结果是一组全脑 β 值图，每个回归因子对应一个图，每个图包含每个体素的一个 β 值，它由对该体素 BOLD 时间序列进行多重线性回归分析所得。如图 3.7 中得到两个图，一个是 β_1，另一个是 β_2。

残差

除了估算 β 值外，还可计算残差（也称残余噪声或残余误差），即数据和最佳拟合模型之间的差值。残差可通过从数据中去除每个回归因子乘以其 β 值的总和来计算，残差是数据中剩余的变化，这个变化不能被模型所输入的任何回归因子解释。本章中讨论的许多降噪方法都采用不同方法来创建回归因子的，以描述 fMRI 数据中的结构噪声。这样，本章中介绍的许多方法都涉及多元回归分析和计算残差。这些残差包括去除结构噪声后剩余的 BOLD 数据，而这些"洁净"数据随后可用于功能连接分析。

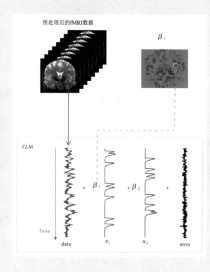

图 3.7 在 GLM 中，数据（常来自一个体素）被描述为一组回归因子（x_1 和 x_2）的线性组合模型（x）β 值（代表强度）根据模型中的每个回归因子进行计算（即 x_1 的 β_1 值和 x_2 的 β_2 值），剩下的就是误差（即残差）。这通常对每个体素分别进行计算，称为体素分析，并且结果（β 值或基于它们的概率）以体素图（如右上角所示 β_1 的图像）的方式进行存储、显示和进一步分析。

　　此外，模型也可既包括感兴趣的回归因子（信号回归因子），又包括旨在解释某些结构噪声变化的滋扰回归因子（噪声回归因子）。这常见于任务态 fMRI 的情况，也见于使用 GLM 进行组水平分析时。在这种情况下，噪声回归因子的存在意味着需要根据噪声回归因子的变化来调整信号回归因子的 β 值，而无须首先计算残差。此框后面的组水平分析中对此进行了更多说明。

自由度

　　多元回归的另一个参数是自由度。自由度等于观察次数（即 BOLD 数据的时间点数，或组分析中的受试者数）减去所估算事件的数量（即回归因子的数量）。为了直观理解这个概念，想象一下，为了保持健康体重，你给自己设定了午餐"限制"：确保一周（7 天）午餐摄入的平均热量是 2 514 千焦。假期时你会和朋友一起外出吃午饭并选择高热量食物。但是，为了不超过 2 514 千焦的平均水平，一周的最后一天时，你不得不吃一份非常小的沙拉。在这个例子中，你有 6 个自由的午餐机会，因为你可以在 7 天中的 6 天自由选择想要的任何食物。如果你决定整个月摄入平均 2 514 千焦（而不是仅 7 天），那么你会有更多程度的午餐自由（你可在更多的日子里自由选择午餐）。但是，如果你增加了额外的午餐限制（如每周至少 3 天不吃肉），那么你最终会进一步减少午餐的自由程度，以满足额外的限制。多元回归分析也会发生同样的情况，对于需要估算的每个参数（午餐的每个限制），都失去一个自由度。

自由度的数目很重要，因为它会影响所估算模型 β 系数的精确度。如果多元回归分析的自由度很小（即回归因子数量并不比时间点数或者组分析的受试者数量少很多），则不能很好地估算 β 值。根据 β 值进行统计分析时，所得到的 P 值也与自由度有关，某种程度上也会反映这种精确度的下降。如果自由度较小，则通过显著性检验所需的效应将增大，而如果自由度较大，则较小的效应就足以通过显著性阈值。这就是为何增加扫描时间或受试者数量通常都是有益的的原因，它可以提高自由度和功能连接评估的准确性。

自由度不仅与多元回归分析有关，任何情况下当通过数据中估计一个或多个值时，它都发挥着作用。因此，自由度与第 4 章和第 5 章所讨论的全部功能连接方法都相关。重要的是，某些功能连接方法比其他方法需要更多的自由度（例如，偏相关分析比全相关分析需要更多的自由度，如第 5.4 节所述）。

时间滤波

在执行多重线性回归时，需要确保滋扰变量回归（或其他类型的多重回归）之前，已将应用于 BOLD 数据的相同时间滤波也应用于回归因子。这是一个通用原则，即应用于数据的任何操作，也需应用于回归因子，以使二者状态相匹配（即，对模型方程的一侧——数据所做的任何操作，也需要对另一侧——回归因子做相同操作）。未对回归因子进行适当滤波，会在回归后的残差数据中造成新的"噪声"。这是一个很容易忘记的步骤，很多静息态文章的方法部分往往都没有清楚描述。无论如何，需要记住，滋扰变量回归之前，要确保数据和回归因子都进行相同频率的滤波。注意，还可通过将一组正弦回归因子放置到 GLM 模型中来对 BOLD 数据进行时间滤波，这可在一些软件包（例如 SPM）中实现。

组分析的 GLM

到目前为止，假定的多元回归因变量都来自单个受试者的静息态 BOLD 数据（这是要将模型拟合成的数据）。但是，因变量也常来自一组受试者的一系列功能连接图。第 4 章和第 5 章所讨论的很多功能连接方法都产生包含每个体素（或每对区域）连接性的功能连接图。常可获得每个受试者的一个或多个功能连接图，并且对这些图的不同受试者间组水平进行分析比较。组分析最常用的框架是 GLM，它与多元线性回归分析相同。当采用 GLM 进行组分析时，模型的回归因子（GLM 中，回归因子的集合也称为"设计"或"设计矩阵"——图 3.7 中的"x"）应该是每个受试者一个值，可用于描述受试者之间的关系。例如，在患者与对照组的设置中，第一个回归因子每个患者为 1 而每个正常对照者为 0，第二个回归因子所有对照者为 1 而所有患者为 0。这样 GLM 可用来估算患者组和对照组的平均数，以及两组之间的差异，就像非配对 t 检验一样。

重要的是，多元回归分析中，所有回归因子都同时输入模型（无论组水平还是个体水平分析），同时考虑在其他回归因子的影响下，计算每个回归因子的最佳拟合。如果两个回归因子之间存在任何类似的波动（即两个因子相关），则与移除一个线性因子的相同分析相比，这通常会导致多元回归分析所计算的 β 值减小。它的原因是，两个回归因子（因为它们是相关的）共享了它们的变化，从而在两个 β 值之间进行分割。组分析时，常见这种类型的相关。例如，比较两个密切相关指标的个体差异的影响，焦虑的自我问卷分数和抑郁量表常高度相关。在这种情况下，可能想要控制一些不感兴趣的指标，如受试者的年龄，但实际上，年龄与另一个感兴趣的指标高度相关，如病程或症状的严重程度。总之，需要仔细考虑模型中的回归因子，以及它们对结果阐述的影响。

GLM 是一种非常灵活的组分析方法，可用于进行多种类型的比较，包括样本均值、配对和非配对 t 检验、方差分析、连续变量的回归和很多其他设计。由于它用途广泛，GLM 适用于几乎所有第 4 章和第 5 章所述的功能连接组分析方法。由于它在神经影像中的普遍应用，本入门书网站有 GLM 的全面讲解（神经影像一般线性模型简介），并将在下一本入门书《一般线性模型简介》中进行更广泛的介绍。

总结

- 静息态 fMRI 数据包含大量由 MRI 硬件、受试者运动和生理活动所致的噪声。

- 噪声会影响静息态分析，应在数据预处理阶段最小化。

- 应用于很多不同类型 MRI 数据的常规预处理步骤包括：①运动校正；②层面时间校正；③空间平滑；④时间滤波；⑤配准。

- 对于静息态 fMRI 数据，需要额外的预处理步骤，因为功能连接分析观察不同脑区 BOLD 信号的相似性，它比其他分析方法对结构噪声更敏感。

- 常用的额外预处理步骤包括滋扰变量回归、生理噪声回归、图像删减、单个受试者 ICA。

  ◆ 滋扰变量回归：从数据中去除一组滋扰回归因子，包括运动参数、脑脊液和白质时间序列所致的变化。

  ◆ 生理噪声回归：通过采集生理数据计算心跳和呼吸周期的回归因子，并从数据中去除这些生理性回归因子所致的变化。

  ◆ 图像删减：从数据中完全删除运动幅度高的时间点（运动幅度超过设定阈值）。

  ◆ 单个受试者 ICA：将数据分解并识别噪声成分，从数据中去除与噪声成分所致的变化。

- 任何静息态 fMRI 研究通常应用至少一种额外预处理步骤（除常规预处理步骤外）。

延伸阅读

- Birn, R. M. (2012). The role of physiological noise in resting- state functional connectivity. NeuroImage, 62(2), 864–870. Available at: http:// doi.org/ 10.1016/ j.neuroimage.2012.01.016.

  ◆ 关于生理噪声对静息态 fMRI 数据的影响和消除的回顾性文章。

- Bulte, D., & Wartolowska, K. (2016). Monitoring Cardiac and Respiratory Physiology During FMRI. NeuroImage. Available at: https:// doi.org/ 10.1016/ j.neuroimage.2016.12.001.

  ◆ 讨论生理活动对 fMRI 数据和动脉自旋标记数据影响的论文。

- Griffanti, L., Douaud, G., Bijsterbosch, J., Evangelisti, S., Alfaro- Almagro, F., Glasser, M. F., et al. (2016). Hand classification of fMRI ICA noise components. NeuroImage. Available at: https:// doi.org/ 10.1016/ j.neuroimage.2016.12.036.

  ◆ 文章详细介绍了单个受试者 ICA 成分的信号和噪声分类原则，以便进行数据降噪。

- Jenkinson, M. & Chappell, M. Introduction to Neuroimaging Analysis（本系列的第一本入门书）。

◆ 这本入门书有更多常规预处理步骤的信息，本章只简
要介绍了这些步骤。

● Murphy, K. & Fox, M.D. (2016). Towards a Consensus
Regarding Global Signal Regression for Resting State
Functional Connectivity MRI. NeuroImage. Available at:
https:// doi.org/10.1016/ j.neuroimage.2016.11.052.

◆ 讨论全脑信号回归的优缺点的回顾性文献。

● Power, J.D., Schlaggar, B.L., & Petersen, S.E. (2015). Recent
progress and outstanding issues in motion correction in resting
state fMRI. NeuroImage, 105(0), 536 – 551. Available at:
http:// doi.org/ 10.1016/ j.neuroimage.2014.10.044.

◆ 文章讨论了受试者运动所致问题和大量减少运动干扰
的预处理方法。

第 4 章
基于体素的连接分析

张 慧 付修威 张立武 安 阳 孙海珍 译
雷柏英 尹建忠 李海梅 校
王贵生 张 冰 张 辉 马国林 审

预处理后，静息态 fMRI 数据就可用于功能连接分析了。如第 1 章所述，大量方法可用于静息态功能连接的研究，正如功能连接的定义，它们旨在检测不同脑区之间的相似性。目前有多种不同的连接分析方法，新的方法仍在开发中。这些功能连接方法大致分为基于体素和基于节点的方法。基于体素的方法的共同关键点是，它们都评估脑中每个体素的功能连接值，即它们描述功能连接的空间分布效果。因此，无论基于单个体素估算功能连接的方法存在怎样的差异，所有这些方法都会生成包含所有体素值的一个或多个脑图。所输出的这种脑图是基于体素和基于节点的方法的主要区别。第 5 章将详细介绍常用的基于节点的方法，而本章将讲述多种常用的基于体素的方法。

常用的基于体素的功能连接分析方法包括：基于种子点的相关性分析（SCA）、独立成分分析（ICA）、低频波动振幅分数（fALFF）和局部一致性（ReHo）。我们将讨论如何计算单个受试者的各个参数，如何进行组分析来比较不同受试者间的图像，以及每种方法的优缺点。

要认识到尚没有完全"正确"或"错误"的功能连接分析方法。本章和下一章所讨论的方法都是当前最常用的，且在静息态 fMRI 和连接组学领域中发挥着越来越大作用的方法。但是，根据你的数据和所研究的问题，存在着更适合或不太合适的功能连接处理方法。因此，本章的目的是全面讲述最常用的方法，以便你能够为你的研究选择最合适的分析方法。

尽管我们想在这两章广泛介绍常用的方法，但仍然存在我们没有提及到的其他方法和新的方法。即便你最终使用了一种本书没有讨论过的少见方法，第 1 章功能连接的定义以及这两章常用方法的讨论，也会为你提供一个很好的准备。

▶▶ 4.1 基于种子点的相关性分析

兴趣区（ROI，也称种子区）可以是单个体素，更多情况下也可以是一组体素组成的功能区。基于种子点分析的目的是获得一个描述全脑每个体素与兴趣区的功能连接强度的全脑图。这样，所生成的结果图即描述了兴趣种子区与全脑之间的功能连接情况。

进行基于种子点的分析时需要涉及几个步骤，这也是基于节点分析进行的重要步骤，后者将在下一章详细讨论。基于节点的方法旨在评估一系列脑区之间的连接情况。SCA 和节点方法之间的区别是，SCA 仅定义一个 ROI 或种子区，观察全脑与该区的功能连接情况；而基于节点的方法是定义一系列脑区，观察这些区域之间的连接性（节点的方法并不生成全脑连接强度图）。由于重复的因素，下面对 SCA 前两个步骤的讨论相对较短，可参考下一章的相关内容（目前无须跳到下一章去阅读这些内容，只需按顺序浏览即可）。

SCA 的第一步是定义种子点 ROI（类似于节点方法中的"节点"）的空间位置。通常，种子点是包含多个体素的功能区，确定该种子区域的范围边界（即包含哪些体素和不包含哪些体素）。确定 ROI 有几种方法，包括使用既有图谱和数据计算获得。更多确定 ROI 不同方法的详细内容，请参见第 5 章（5.2 节）。一般来说，与采用图谱的方法相比，通过数据计算来进行定位和确定 ROI 边界的方法，能够更准确地划定数据中功能区的真实边界，因此通过数据计算的方式是首选方式。

确定种子点 ROI 后，SCA 的第二步是从每个受试者的 ROI 中提取 BOLD 时间序列（图 4.1）。如果 ROI 大于单个体素，则可以采用每个时间点的体素平均值计算种子区域的 BOLD 时间序列。时间进程提取的相关内容详见 5.3 节。

提取 ROI 的时间序列后，下一步就是计算每个受试者基于种子点的连接相关性图。为达到这个目的，需要计算体素 A 的时间序列与种子点 ROI 的时间序列之间的相关系数，将相关性结果输入到连接图中体素 A 所在的位置。对全脑所有体素重复此操作，就可生成全脑连接图（图 4.1）。获得每个受试者的基于种子点的连接图，这些图可用于后续的组分析。

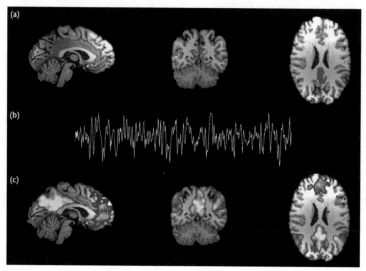

图 4.1 单个受试者基于种子点的相关性分析结果（a）蓝色显示后扣带皮层的种子点 ROI。（b）从此区域提取的平均 BOLD 时间序列。（c）所有其他体素与种子点时间序列的相关性图，应用阈值后所得的彩图。SCA 可用于确定静息态网络，例如 DMN，如图所示，具体情况取决于种子点的位置。

在进行组分析之前，通常采用 Fisher $r\text{-}to\text{-}Z$ 变换将受试者的相关性图转换为 Z 分数。Z 变换会改变体素相关性值的范围，因为相关性值的范围是从 -1 到 1，而 Z 值无上下限。Z 变换所得的数值常用于后续的分组统计比较。

单个受试者基于种子点的功能连接图（r 值或 Z 统计量的相关性）可用于随后的组分析。组分析的常见问题可能是：①所有受试者平均来看，哪个脑区与种子点 ROI 的功能连接最强；②两组之间，例如病人组和健康对照组，哪组脑区与种子区的功能连接存在不同；③哪个脑区基于种子点的连接在各受试者之间的变化与受试者的其他指标，如智力或焦虑因素，存在某种相关？本章末尾（4.6节）将介绍基于体素的组分析方法。

示例框：基于种子点的相关性分析

对单个受试者进行基于种子点的相关性分析，包括以下步骤。

1. 定义种子区域（根据解剖或功能信息）。

2. 将种子区域转换至功能坐标系，因为种子点常生成于不同坐标系的空间（如标准坐标系）。

3. 提取 ROI 的时间序列。

4. 计算每个像素与种子点时间序列之间的相关性，以生成 SCA 图。

5. 进行 Fisher r–to–Z 变换。

本练习将指导你完成这些步骤。这个练习的目的是让你熟悉单个受试者的 SCA 过程。

4.1.1 SCA 的优缺点

采用基于种子点的相关分析方法的主要优势在于，它主要针对一个相对特定的问题，即所选定区域与全脑连接的情况或模式，以及这种连接模式在不同受试者间的变化。因此，它相对于其他方法来说更像是一种假说驱动的方法，本章后面也将讨论其他数据驱动的方法（最具代表性的是独立成分分析，ICA）。这样，如果你的研究目的是针对特定部位的，例如焦虑症病人和健康对照者之间杏仁核连接的变化，那么 SCA 是一个很好的方法。SCA 的另一个更实用的优点是，计算起来相对容易（快速）。

SCA 的一个主要缺点是，它会受到种子点的选择或空间定义的影响。这样，如果选择杏仁核为种子区，即使存在其他两个区域的连接变化，也只能研究杏仁核的连接变化。更常见的是，即使预期大脑可能由多个网络组成，这些网络同时工作并且在空间上可能存在较大程度的重叠，但基于种子点相关分析的结果一次只能假定一个系统（即一个时间信号）。而 SCA 结果的解释，表面上看起来相对简单，但实际上它可能忽略了大量同时发生的继发信号，这意味着 SCA 结果可能过度简化真实的动态网络，使结果的解释复杂化。此外，基于种子点的分析结果对种子 ROI 的空间位置非常敏感。研究表明，当兴趣区在空间上发生很小移动时，有时就会得到明显不同的结果。所以定义种子 ROI 时需要慎重考虑各种因素，在解释结果时也应格外小心，并且需要与针对相同区域的基于种子点的研究进行比较，因为这些研究的 ROI 空间位置可能略有不同。

▶▶ 4.2 独立成分分析

与更多假说驱动的 SCA 方法相比较，独立成分分析（ICA）是另一种类型的分析方法，它是一种完全数据驱动（"无假定模型"）的分析方法。ICA 是一种数据驱动的探索数据方法，适用于更广泛的领域。ICA 的目标是将多变量信号分解成一组所呈现数据中代表某些结构的特征（称为成分，参见图 3.6）。这样，ICA 假定所观察到的数据就是多个成分的混合，这些成分虽然不能被直接观察，但可以被分离出来。我们可以这样理解这个概念，例如在一个房间里听讲座，你可以听到演讲者的声音，但也能听到外面鸟儿的歌唱，隔壁房间"砰砰"重复的建筑噪声，甚至楼下房间磁共振扫描仪的采集噪声。因此，你耳朵接收到的信号就是所有这些成分的混合，但是你的大脑能够将它们分开，并时刻注意演讲者的声音。ICA 对静息态 fMRI 数据采用了相同的方法（尽管它较双耳输入的声音需要更多的数据点），它的目标是将 BOLD 信号（这里认为是个混合信号）分离成构成这个混合信号的潜在单独成分。因此，ICA 本身是一种多变量方法，因为它同时考虑来自所有体素的所有数据来寻找到这些成分，而不是单独分析某个体素。

当应用 ICA 时，所得到的每个成分采用一个空间图（这反映该信号在大脑中被检测到的位置）和一个时间序列（描述信号如何随时间的演变）进行描述。ICA 是一种线性模型，这意味着只需将所有成分相加即可重新得到原始数据集（文本框 4.1）。ICA 可用于从数据中提取一系列静息态网络，包括第 1 章中介绍的默认模式网络和背侧注意网络，以及许多其他认知、运动和感觉网络。对于很多不同采集方案的静息态 fMRI 数据，采用 ICA 都可以非常可靠地显示这些静息态网络信息。

文本框 4.1：ICA 模型

　　这个文本框将为那些数学较好的人提供更多的关于 ICA 的技术内容。但是，你是否理解这个文本框的内容，并不影响你对本章其余部分的阅读。

　　图 4.2 显示 ICA 的矩阵算法。左侧 fMRI 数据所包含的 BOLD 数据，每行代表一个时间点的 3D 容积数据，每列代表一个体素的所有时间点的数据。每个时间的所有体素都被重新排列成紧密的一行，代表三维的全脑。在进行 ICA 后，这些数据被分解为一系列成分，每个成分都描述为自己的时间序列（与输入数据具有相同的时间点数）和一个空间图。每个成分都提取一个时间序列（列数代表维数或模型阶数）。每个时间序列都有一个空间图，它们与输入数据具有相同的表示方式。所有体素都排列成一行（与输入数据具有相同的列数，即相同的体素数）。空间图矩阵中的行数与时间序列矩阵中的列数相同，代表 ICA 的维数（即成分数）。

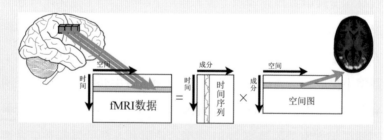

图 4.2 显示 ICA 的矩阵算法

ICA 是如何识别数据中的不同成分的？在 ICA 框架内，我们假定所观察到的数据是由很多（具有相关空间和时间特性的）潜在成分混合而成的，而这些成分并不能直接被观察到。为了从数据中识别这些成分，就需要对观察到的 BOLD 信号进行分解（技术术语表达为对数据矩阵进行因子分解）。有不同的方法来分解数据，它们都是基于不同类型的假设。ICA 专门寻找最大程度上相互独立的成分。独立性统计本质上意味着在两个衍生成分之间没有统计关系（即它们不相关，并且也没有任何更高阶的关系）。当两个信号在统计学上不相关时，就无法通过已知信号 1 来预测信号 2。以掷两个骰子为例，知道一个骰子的结果，并不能帮助你预测第二个骰子可能出现的结果。独立性统计学在 ICA 中被用于将静息态数据"分解"为潜在的独立成分。

独立性的约束必须应用于数据的一个维度，这样在静息态 fMRI 分析中，可以选择观察信号的时间独立性（时间 ICA），或者观察信号的空间独立性（空间 ICA）。虽然空间和时间 ICA 都可被应用于静息态 fMRI 数据来研究功能连接，但是到目前为止，最常用的方法还是空间 ICA。这其中一部分原因是体素数（典型数据可超过 100 000）通常比时间点数（通常每个受试者数百，最佳情况数千）多得多，还有一部分原因是信号成分在空间上比时间上更具非高斯性（参见文本框 4.2 中关于 ICA 如何进行"分解"工作的内容）。因此，在其他条件相同的情况下，空间 ICA 比时间 ICA 具有更好的效能。

文本框 4.2：ICA 如何进行"分解"工作？

　　为了计算一系列独立的空间图和相关时间序列，需要采用成本值函数来衡量统计独立性。成本函数是一种可以被优化的数学函数，用于找到问题的最佳解决方案；只有拥有最佳的解决方案，在这种情况下，才能具有一组较好的独立成分。在 ICA 成分分析中一种常见的成本函数是基于非高斯原则。之所以采用非高斯性，是因为当信号组合在一起形成混合信号时，由于混合信号的平均效应，导致此混合后信号的分布会比原始信号的分布具有更强的高斯性（图 4.3）。实际上，正如统计学的中心极限定理所述，即混合信号的分布往往比所组成成分信号更倾向于高斯分布。我们可以用各种方法来测量非高斯性的程度，其中一种很有效的方法是使用负熵，它通过评估信号的分布与高斯分布的差距来衡量信号的非高斯性。总之，通过找到一系列很大程度的非高斯（负熵衡量）成分，就可得到能够阐述数据的一组时间序列和独立的空间图。

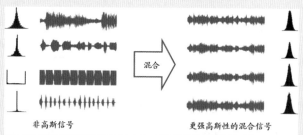

非高斯信号　　　　　　　　　　更强高斯性的混合信号

图 4.3 本图显示将信号组合在一起所产生的混合信号具有更强的高斯性

在此示例中，四种不同的声音（左）混合在一起形成混合音（右）。混合后的信号分布（如图最右侧所示）比原始信号的分布（如图最左侧所示）具有更强的高斯性。静息态数据进行 ICA 处理也是相同的原理，尽管我们通常在空间上而非时间上优化非高斯性（空间 ICA 的分布就是空间位置的直方图）。

4.2.1 概率 ICA 和维度

ICA 等数据驱动方法中的一个常见问题是过度拟合数据的风险。理想情况下，所提取成分的数量应该能解释数据中的所有"兴趣"结构（无论它是否存在神经元基础还是人为划定）。当使用过多成分来描述数据中很大的噪声部分时，就会发生过度拟合，因此，它是 BOLD fMRI 这些高噪声数据中的常见问题。为了避免过度拟合，可以使用概率 ICA 模型，它假定数据可以归纳为空间图成分、时间序列和一些额外的噪声。

但是，即使采用概率 ICA 模型，确定数据中应该提取多少成分（也称为选择模型阶数或维度）仍然具有挑战性。我们可通过主成分分析（PCA），来估计数据本身的成分数。PCA 是一种类似 ICA 的分解数据方法，但成分不是独立的，PCA 是寻找彼此正交（不相关）的成分，并描述数据的最大变化。实际上，PCA 总是作为 ICA 的一部分来进行，以降低数据的维数。我们可以使用 PCA 来简化数据步骤，估计能很好地描述数据的成分总数。当数据完全由无结构的白噪声构成时，存在一个函数以描述每个后续 PCA 成分所构成信号变化的程度，此函数可用于选择模型阶数。具体来说，对数据运行 PCA，并持续提取成分直到下一个成分所描述的信号差异，与剩余数据由无结构的白噪声组成时所预期的差异一样多。此时可以停止，并忽略余下的噪声 PCA 成分。随后，去除无结构噪声相关的 PCA 成分（尽管仍存在伪影这类结构噪声），并对剩余的数据集进行 ICA。所提取的独立成分数量与 PCA 估计的成分数量相同。

实际应用中，自动估计模型阶数有助于确定理想的数据维数。但是，如下所述，为了获得与其他研究文献中一致的、熟悉的静息态网络，有时会手动将成分数设置为较低的数量（特别是多组受试者的 ICA）。当增加维数时，DMN 这些网络可分裂成几个不同的成分。这些分裂的成分，尽管很可能是由生物学因素造成的，但是很难与现有静息态文献结果相一致，这就是有时需要较低的维度（特别是对于组 ICA 的分解）的原因。

需要指出的是，ICA 提取成分的顺序是相对随机的。因此，当对同一数据进行两次相同分析时，提取成分的顺序可能不同。实践中，通常将某些事后因果关系应用于所提取成分的排序，例如，根据单独所描述信号变化的大小，对这些成分进行排序。但是，注意 ICA 的目的是将数据分解为其中所存在的成分，因此，成分的顺序不是特别重要。

4.2.2 组水平 ICA 分解

为了识别和去除噪声成分，ICA 可应用（或运行）于单个受试者的数据，如第 3 章所述。但是，ICA 也可用于组分析，以便从一组受试者的静息态数据中获得大的静息态网络（例如默认模式网络）。当进行组水平 ICA 分解时，需要输入所有受试者的预处理后和去除噪声后的静息态 BOLD 数据（单个受试者 ICA 所提取的成分不是组水平 ICA 所需要的）。为了提取组水平的成分，要整合所有受试者的数据。组水平 ICA 的数据整合，通常将所有受试者静息态 fMRI 数据在空间上配准到标准坐标系，然后在时间上将所有受试者配准后的数据集连接到一起。这意味着受试者 2 的数据集被放在受试者 1 数据集的最后一个时间点之后，并以此类推，从而有效创建一个非常长的数据集（如图 4.4 所示）。然后，将所有受试者连接后的数据集进行 ICA，通过所有受试者数据来

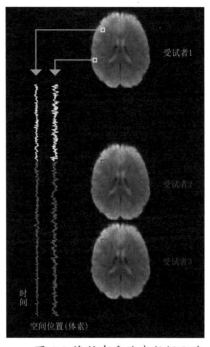

图 4.4 将所有受试者数据配准到标准坐标系，整合后进行组水平 ICA。对于静息态数据分析，组水平 ICA 需受试者数据进行时间上连接。这意味着受试者 2 的数据被放在受试者 1 数据之后（以此类推），从而创建一个非常长的数据集。空间上，每个体素依次放置在一个行中，最终形成一个二维矩阵，其中每列包含连接后很长的时间序列，每行包含全脑中所有体素的信息。

提取成分。连接后的组水平 ICA 的输出仍然包含一组空间图（每个成分为一个图）和一组时间序列（每个成分都有非常长的时间序列，按照连接顺序，首先是受试者 1，然后是受试者 2，以此类推）。另一种进行组水平 ICA 的方法是张量 ICA 方式，将所有受试者组合在一个单独的受试者坐标系内。这种方式假定所有受试者都具有相似的时间进程（例如，他们都执行相同的任务）。然而，对于静息态的组水平 ICA，应该采用时间串连接的方法。

组水平 ICA 分解的结果是单组水平的每个成分的空间图。但是，通常更感兴趣的是统计分析比较不同受试者组间的成分差异，例如下述这样的问题：抑郁症病人和健康对照者之间默认模式网络是否存在什么变化？为了解决这种类型的问题，需要进行进一步的分析，以计算特定受试者能进行比较的图，通常使用的方法是双重回归分析法，这将在下一节讨论。

示例框：不同数据的组水平 ICA 网络

组水平 ICA 分解的结果可能存在不同，这取决于采集参数（如体素大小和 TR）、预处理步骤（如数据是否平滑）和组的大小（受试者数量）。很多其他类型的功能连接分析也是如此。此外，如前所述，熟悉组水平 ICA 分解的不同数据集、不同维度以及各种不同视图（例如表面与容积可视化）所获得的静息态网络是很有用的。你可在本入门书的网站上找到不同数据集和不同维度的组水平 ICA 网络的示例。

此简短示例框的目的是向您展示一系列静息态网络，以帮助您熟悉和辨识这些不同数据集所显示的常见网络。

4.2.3 ICA 的优缺点

ICA 所显示的网络代表扫描时间段的时间序列具有相似性的区域，这一点与 SCA 非常相似。因此，ICA 所产生的网络通常与 SCA 基于种子点相关图的结果非常相似（图 4.1）。与 SCA 相比，ICA 的一个主要优势是，它是一种完全的多变量数据驱动方法，这意味着 ICA 评估了组成静息态信号所有网络的完整空间结构。通过将整个数据集分解成结构化成分，ICA 能更好地区分结构噪声与兴趣网络成分，也能更好地区分不同的兴趣网络。此外，ICA 的数据驱动特性还意味着，它对种子 ROI 定义的差异不敏感，并且 ICA 能描述多个不同的静息态网络，而不是只观察种子区的功能连接模式。

在进行 ICA 分解时，需要考虑几个重要内容。首先，ICA 分解的维度数（即提取多少个网络）是所得的网络结构中起重要作用的因素。如上所述，维度数可以通过数据进行估算，或者手动设定。要认识到，对于多种分布系统的神经生理活动，不可能存在单一的"最佳"维度。其原因是，大脑的分层结构可能解释这种多种级别上的复杂性。维数与结果的阐述相互影响，因为 ICA 所提取的网络有时可以被拆分或组合，从而使得识别现有文献的网络具有挑战性。确定你研究的合适维度取决于所使用的分析方法（高维度 ICA 分解适合下一章讨论的基于节点的分析，而低维度

ICA 更常用于双重回归分析），此外，还应该参考既有文献（如果不同研究的网络结构具有可比性，则更容易有所发现）。

第二个需要考虑的因素是，如果对同一数据集再次进行相同的分析，提取成分的顺序可能会发生变化（甚至成分本身也可能会略有变化）。原因是 ICA 分解涉及一组参数的优化，（由于所采用的优化方法）结果可能产生变化。这种变化通常很小，但是需要注意，如果再次运行相同的分析，分解的结果将不会完全相同。

由于各成分需要空间上的独立性，ICA 各成分之间很少存在空间重叠，这有时被认为是 ICA 的缺点。但是，由于数据中噪声的影响，也可能出现一些重叠。具体来说，如果噪声非常小，两个部分重叠的成分将在空间上存在相关性，这样两个部分将不允许被当作两个独立的成分。但是，在噪声存在的情况下，空间重叠较小的两个成分之间的相关性可以降到零，并且 ICA 在阈值处理后可恢复重叠。尽管如此，采用空间 ICA 所提取的成分在很大程度上仍然是不重叠的。虽然我们目前尚未完全了解静息态脑网络的"真实"结构，但某些区域很可能参与多个网络。

▶▶ 4.3 采用双重回归获得受试者的 ICA

为了统计比较不同的 ICA 成分，我们需要发现不同受试者或不同组受试者之间的静息态网络差异，以获取受试者的成分图。对于每个成分，都要获得一个专门描述该受试者的成分脑图（图4.5）。获取受试者 ICA 成分脑图的最直接选择也许是对每个受试者进行单独受试者 ICA，然后采用事后分析比较彼此间的成分。但是，实际处理中常见一个受试者处理后网络的单个成分，在另一个受试者身上被分离为两个（甚至三个）不同的成分（即存在对应问题）。这样，最终所比较的成分很可能没有得到较好的匹配，很难解释所产生的组间差异是因真正的神经元活动造成的，还是由于不同受试者间分解的随机差异所致。因此，更实际的解决方案是进行组分析，以确保所有受试者的成分都是相同的，然后将这些组成分对应投影至各个受试者。下面将介绍几种根据所得组 ICA 成分获取各受试者脑图的方法。

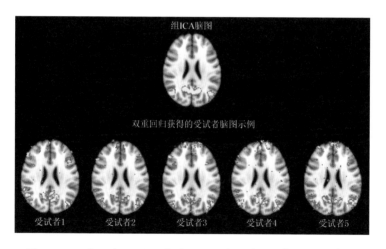

图 4.5 双重回归可用于根据 ICA 成分提取特定受试者的脑图利用受试者脑图可进行组分析统计比较，以发现激活差别。

获得单个受试者脑图的一种方法是反投影法。在这种方法中，对每个受试者数据进行 PCA 数据缩减，然后将受试者的 PCA 成分

"投影"到组水平的 ICA 成分中。投影的方式是按照 ICA 成分而不是 PCA 成分重新混合数据，就像问"需要多少个 PCA 来形成每个 ICA 成分？"尽管此方法的目的是使组图和个体图之间实现更好的对应关系，但是由于每个受试者分别进行 PCA 的降维处理会对所得个体图造成一定影响，从而产生一些棘手的问题。首先，所得的受试者成分图并不能代表受试者之间的所有差异，这意味着可能会丢失某些组间差异（这可能是研究的关键点）。其次，PCA 数据降维后无法保证不同受试者间仍能保留相同的一致性信息。再次，不同受试者可能存在不同的个体化结构噪声，这可能会导致各受试者 PCA 降维的差异，从而可影响统计结果（如受试者间的重要差异因降维处理而丢失，则统计结果可能会过于一致）。

　　另一种方法是双重回归，它是获取和比较受试者脑图的常用方法，下面将对它进行详细讲述。双重回归技术使用组水平 ICA 图，先后对每个受试者预处理后的数据集进行两次回归分析，以得出特定受试者的脑图。顾名思义，双重回归涉及两个阶段，两者都是多元回归分析［通常为线性模型，参见第 3 章的"通用统计框：多元线性回归分析（与一般线性模型 GLM）"］。双重回归的理念是，采用组水平 ICA 图作为每个受试者内整个网络结构的模型，并找到最适合该模型的受试者脑图。

　　双重回归分析的两个阶段与 SCA 的第 2 和第 3 步基本相同，即提取时间序列，并将每个体素与所提取时间序列进行相关性分析。实际上，双重回归分析的单种子 ROI 图像（非组间 ICA 图）结果与进行 SCA 得出的结果非常一致。关键区别在于，我们通常对组水平 ICA 图像进行双重回归分析。这意味着我们在双重回归的第 1 阶段和第 2 阶段进行多元回归分析，而不是简单的相关分析（下面详细讨论）。另一个重要区别是，组水平 ICA 图像包含所有体素的权重信息，而 SCA 的种子区通常具有二进制蒙版（种子区为 1，所有其他脑区为 0）。

　　如图 4.6 所示，双重回归分析第 1 阶段进行的多元回归分析中，组水平 ICA 图像是空间回归变量（自变量），而预处理后的受试者 BOLD 数据是输入数据（因变量）。双重回归分析第 1 阶段的结果是一组时间进程（每组图像一个），描述该受试者每个成分的时间结构（类似 SCA 中时间进程的提取阶段）。此时间进程本质上含有每个成分对整体 BOLD 信号贡献多少的信息。这些双重回归阶段 1 所得到的时间进程现在就成为第 1 次回归的输入模型。第 2 阶段进行第 2 次多元回归分析，其中从第 1 阶段所得的时间回归变量（自变量）相对于同一受试者预处理后的 BOLD 数据（因变量）进行回归分析。双重回归第 2 阶段的输出是一组各受试者个体网络结构的图像（每个图像对应所在组 ICA 的一个成分）。通过第 1 阶段和第 2 阶段的共同处理，我们得到最符合组水平 ICA 的各受试者脑图。各受试者脑图含有每个体素的估计值（β 值）或 Z 统计量（已根据受试者噪声水平进行标准化）。虽然二者都可用于进一步的组分析，但 β 图最常用。

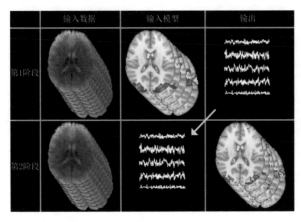

图 4.6 双重回归分析包括两个阶段，旨在获得每个受试者各成分的空间图。两个进行多元回归分析的阶段所输入的数据是相同的（各个受试者预处理后的 BOLD 数据）。阶段 1 的输入模型包含一系列组水平 ICA 的成分。阶段 1 的输出是特定受试者每个兴趣组成分的时间序列，然后将这些时间序列作为双重回归分析阶段 2 的输入模型。从阶段 2 获得的空间图可用于组分析。

　　双重回归阶段 2 的输出（即受试者图）随后用于受试者间的分析。具体而言，特定受试者的脑图可用于组分析，研究受试者之间网络结构的差异（有时称为双重回归的第 3 阶段），如想知道在一组患者和一组健康对照组之间，某个网络的哪些区域的范围或强度存在不同。你也可以进行个体差异分析，如脑网络哪些区域的范围或强度在各受试者之间的变化，与诸如疾病的严重程度或数学能力之类的跨学科指标之间存在相关性。基于体素方法的组分析将在第 4.6 节详细讨论。

　　双重回归方法的每个阶段都涉及多元回归分析。这意味着所有成分相对应的回归变量都一起被输入模型，并在考虑其他回归变量影响的情况下计算每个回归变量的最佳拟合度（参见第 3 章的"通用统计框"）。在我们的示例中，双重回归阶段 1 的回归变量代表了组水平 ICA 的图像。组水平 ICA 获得的一系列成分充分代表了组数据（PCA 数据精简后仅保留了部分组数据）。即使对受试者数据进行过仔细清理，组水平 ICA 分解也常会出现多种结构的噪声成分，因为只有同时分析所有受试者数据时，ICA 才会检测到某些结构噪声。因此，多元空间回归（双重回归第 1 阶段）所输出的时间进程代表与每个成分相应的唯一信号，只要噪声成分也进入相同的多元回归分析，就会同时采集不需要的噪声的时间过程。由于这个原因，即使你在后续分析中只对部分成分感兴趣，也需要在双重回归分析中提取组水平 ICA 的所有成分。这实际上提供了另一种通过在组水平内平均噪声成分来降低单个受试者噪声的有用方法。此外，在双重回归过程的两个阶段，我们都能回到完整的原始时间序列数据。这避免了前述反投影方法 PCA 的偏差，进而能在分析比较中获得准确的统计数据。

4.3.1 阶段 1 时间序列的标准化

双重回归阶段 1 所输出的时间进程在作为阶段 2 模型前通常需要重新标度，并进行标准化。此标准化采用将每个成分的时间进程除以其标准差的方法，这意味着重新标度后所有时间序列的变化都是相同的（设置为 1）。采用这种标准化的优势在于，双重回归第 2 阶段所得的受试者图像既体现受试者间网络活动范围的差异，也体现网络活动强度的差异。如果受试者 A 的 DMN 活动强度

是受试者 B 的 2 倍（回归值是两倍），阶段 2 回归前将所应用的
时间序列进行标准化后，则双重回归后图像"网络强度"差异为
2 倍。如果不进行此标准化，则双重回归图像（第 2 阶段输出）所
估算两个受试者的"网络强度"将相同。如不进行标准化，双重
回归阶段 1 输出的时间序列可反映这种"强度"差异（即受试者 A
时间序列的幅度将大于受试者 B）。当将这些未标准化的时间序列
作为第 2 阶段的回归因子处理相应受试者数据时，回归变量已反映
二者的强度差异，而（第 2 阶段输出）受试者图中的 β 值则不会
反映此强度差异。但是，如果对阶段 1 所得时间序列进行重新标度，
则这些时间序列将不再反映活动强度的差异（即受试者 A 和 B 时
间序列的标准差都将被设置为 1）。采用标准化后的时间序列在第
2 阶段作为回归因子处理相应受试者数据时，标准化后的时间序列
能与受试者数据更好地匹配，所得受试者图中的 β 值将体现此标
准化标度。如此，所得结果图中受试者 A 的 β 值将大于受试者 B
的 β 值，从而体现网络强度的差异。

　　总之，强度差异要么最终体现在第 1 阶段的输出（如果不进
行标准化，即时间序列），要么最终体现在第 2 阶段的输出（如
果时间序列进行标准化，即空间激活图）。因此，如果你对网络
的范围或强度差异感兴趣（通常是这样），则需要对阶段 1 的时
间序列进行标准化。

　　组水平双重回归统计分析的输出是一组全脑图，每一个图都是选择进行双重回归统计比较的组水平 ICA 的一个成分。每一个结果图都应根据相应的组水平 ICA 成分进行查看和阐述。另外，还应进行一些统计比较（例如，组间差异或检验与兴趣协变量之间的关系）。此时的输出包括组水平 ICA 成分图和所选择的相应统计学结果图。在本入门书的网站上，你可以找到一个双重回归结果示例文件夹，以及帮助浏览输出、显示和阐述结果的说明。本示例的目的是帮助你提高对双重回归的理解，并获得如何观察结果的经验。

4.3.2 哪些组图可进行双重回归分析？

　　到目前为止，我们都假定采用组水平的 ICA 图像（采用全部受试者的数据估算）进行双重回归分析。但是，双重回归过程本身非常通用，可以输入任何图像。双重回归分析的三种最常见的输入类型如下。

　　（1）相同组受试者的组水平 ICA 图像（如前所述）。

　　（2）既往研究所得的模板图（部分图像可免费下载）。

　　（3）对一组独立受试者进行 ICA 分析所得的图像（这些受试者都没有进行随后的双重回归和组分析）。

　　无论双重回归阶段 1 中输入什么图像，所进行的双重回归分析和受试者图像的组水平比较的所有步骤都是完全相同的。上述三种可能的输入数据都有自己的优缺点，下面将详细叙述。这三种数据中，哪项对你的研究更重要？这取决于你所研究的问题和实验设计（尤其是所有实验组是否具有相同的受试者数量）。

第一种数据选择（即所有受试者的组水平 ICA 图像）的优势是，这些图像可以更好地体现数据中的结构成分（包括结构噪声成分）。因此，此方法可能对任何结果都是最敏感的，部分原因是它的成分能很好地体现网络结构，部分原因是该方法能够对任何组水平 ICA 识别的残留噪声进行建模。这种方法的一个潜在缺点是，组水平 ICA 降维可能会拆分网络，造成结果不同于既有文献，使与既往工作的比较更具挑战性。另一个潜在缺点是，组水平 ICA 会提供一个混合图，该图处于所研究的两个或多个实验组之间（对于各组的差异成分，该图像不能很好地代表任何一组的网络），这会使组间差异的解释具有挑战性。例如，某个区域可能是健康对照组网络的一部分，而在患者组的网络完全不存在。由于两组的平均，组水平 ICA 图像将显示该区域在脑网络中轻度激活，而双重回归结果则显示该区域两组间存在显著差异。但是，基于上述信息，很难正确地解释该区域仅参与一组的网络而另一组中完全不存在。

当两组受试者数量不相等时，还会进一步出现问题。例如，一项帕金森病患者与健康对照组之间差异的研究包括 20 名正常对照组受试者和 80 名帕金森病患者的数据。这种情况下，组水平 ICA 图像的获取存在三种方案。

第一种方案是将全部 100 名受试者进行组水平 ICA，第二种方案是将相等数量的两组受试者进行组水平 ICA（即所有 20 名对照组受试者和 20 名帕金森病患者的子集）。对于这两个方案，优点如前所述（两种方法都能体现数据结构，包括组水平噪声）。第一种方案（包括所有受试者）的优点是，有更多数据可用于确定组水平 ICA 图像。但是，所得组图受较大组的影响更大，这可能降低了对较小组差异区域的敏感度。第二种方案的优点（两组受试者数量相等）是组图在两组之间可能更加平衡（特别是如果原始组数量非常不相等）。但是，这种情况下可能存在统计偏差，因为组水平 ICA 图像并不代表所有受试者（即未包括的受试者可能与组水平 ICA 成分有较多差异）。为了避免这些问题，通常要在开始时就最好避免各组数量不相等。但是无论各组人数相等还是不相等，前述的文献兼容性和解释问题仍会存在。

双重回归分析输入数据的第二种方案是文献中提供的模板图。这种方法的优点是可以确保所分割的网络与文献一致，因此易于进行研究之间的比较。此外，当各组数量不一致时，使用模板更有助于避免前述的结果解释时的偏差和复杂性问题。但是，模板图并不代表特定数据中所存在的结构或者此数据进行组水平 ICA 的成分（成分结构可能受到研究样本的人群特征、fMRI 采集参数等因素的影响而有所不同）。另外，任何组水平的噪声成分（研究特异性）也不会体现在模板图中。某些组间差异可能只有采用更好体现特定数据结构的图像才能被发现，如前述这样使用模板图像时可能会被忽略。

第三种方案是使用独立于随后双重回归和组分析受试者的另

外一组受试者来获得组水平 ICA 图像。例如，你可能获得实验室的较早研究，将这些早期受试者的组水平 ICA 图像，用于最近的帕金森病研究。这种方法类似于使用模板图，可得到的益处是，进行组水平 ICA 的数据与后续双重回归分析的数据之间可能存在更好的匹配。例如，同一实验室的两项研究之间的人群特征，其采集参数和预处理可能更相似。但是，从另一组受试者中所得的图像仍然不能完全代表所研究受试者的结构，并且如果进行组水平 ICA 的受试者数量较少，则这些图像的噪声相对很多。对于这种方案，需要特别注意组水平 ICA 所包括的任何受试者都不是后续进行分析比较的受试者。例如，你不应该仅对一组（如仅用健康对照组）受试者进行组水平 ICA，然后将此组受试者进行随后的组间比较，因为这样会造成统计偏差，任何情况下都应当避免。当使用单独一组受试者或模板图时，就不会出现这种偏差。

总之，双重回归方法是灵活的，有许多不同方法来获取进行双重回归分析的组图。上述哪种方案最适合你的研究，取决于你所研究的问题和实验分组情况。

▶▶ 4.4 低频振幅

虽然大多数的静息态功能连接测量集中于检测两个区域之间 BOLD 信号波动的相似性，但也可测量一个区域的其他兴趣参数。例如，它可测量全脑每个体素的低频振幅（ALFF）。如第 1 章所述，BOLD 信号主要表现为低频信号（因为血流动力学响应函数的时间较慢）。因此，任何区域内低频范围信号的功率大小可用来估算BOLD信号的神经元成分。研究表明，灰质的低频振幅要高于白质，并且在DMN相关区域，例如后扣带回和前额叶内侧皮层中最高。因此，ALFF可作为一个评价脑功能活动的指标，显示患者组（如多动症儿童）较正常组出现低频振幅改变的脑区。

ALFF定义为频率范围在0.01Hz到0.1Hz之间信号的总功率，分别按照每个体素进行计算。为计算ALFF，需要对体素的时间序列进行傅里叶变换。如第1章所述，傅里叶变换可用于计算时间序列的功率谱，反映构成信号的单独频率（某一频率的功率与该频率时间序列中的振幅大小有关）。根据傅里叶变换，可以通过低频（0.01~0.1Hz）范围内信号功率的平均平方根来计算ALFF。ALFF一般通过除以全脑的平均ALFF（即所有体素的平均值）来进行处理。对每个体素都重复此计算，就得到每个受试者ALFF值的全脑图。这些全脑图可以采用一般线性模型（GLM）框架进行组分析，与前述SCA和双重回归受试者脑图的方法相同（参见第4.6节）。

ALFF对某些类型的噪声信号非常敏感，特别是在大的动静脉以及脑室和脑池附近，因此开发了ALFF的标准化版本。低频振幅分数（fALFF）被认为对神经元的低频振幅信号更为敏感。fALFF定义为相同体素内低频（0.01~0.1Hz）信号的总功率除以（所检测到的）全部频率信号的总功率。它的计算方法是将低频范围内信号功率的平均平方根除以全部检测频率信号功率的平均平方根。注意，计算fALFF之前不要进行滤波，因为需要全频率的功率谱。这些fALFF脑图也可以采用一般线性模型（GLM）进行组分析，来确定是否存在组间差异（参见第 4.6 节）。

4.4.1 ALFF 和 fALFF 的优缺点

ALFF 和 fALFF 都是相对容易和快速的计算方法，可获得每个受试者的低频功率脑图。但是，需要注意的是，此方法并不能直接测量功能连接，因为它不关注不同脑区之间的相似性（即不能保证 fALFF 结果与功能连接相关）。相反，ALFF 和 fALFF 的分析结果显示了 BOLD 数据的频率特性。因此，fALFF 指标较本章介绍的其他参数对扫描伪影或生理性的非神经元干扰也更敏感。

▶▶ 4.5 局部一致性

大多数静息态 fMRI 方法研究整个大脑的功能连接，这样对长距离连接更敏感（如本章前述的 SCA 和 ICA）。然而，下述这个方法特别侧重描述相邻体素之间的局部功能连接。局部一致性（ReHo）是指一个体素的时间序列与其局部相邻体素时间序列的相关性。这样，ReHo 分析的输出是一个单独的全脑图，其中较高的值代表与相邻体素具有很强时间相关性的体素。

通常计算 ReHo 的指标是 Kendall 一致性系数（KCC）。为理解这一标准，常采用下述示例评估一组评分者之间的一致性。假设我们让一组神经科学家对本书涉及的所有功能连接方法从最喜欢到最不喜欢进行评分。我们就可以计算所有评分者的 KCC，以确定他们的一致性程度（其中 1 表示完全一致，0 表示完全不一致）。KCC 的优点是，你可以选择空间邻接的范围大小，例如，我们可以分别在一个城市内或者在一个实验室内的神经科学家之间重复进行 KCC 的计算。在脑中，KCC 用于计算体素 A 时间进程与预先所设定相邻区域内体素时间序列的相似性。通常，ReHo 中采用的相邻区域仅包括最近的体素（即体素 A 周围的 6、18 或 26 个体素）。一旦根据周围体素情况计算出每个体素的 KCC，就会得到受试者的脑图，从而进一步进行组分析（参见第 4.6 节）。

由于 ReHo 是一种局部功能连接的指标，需要注意它在三维体素空间与二维皮层表面的应用存在潜在差异。二维的皮层表面能更好地显示高度折叠皮层的神经邻近关系，ReHo 在二维平面比在三维空间内更适合。

4.5.1 ReHo 的优缺点

局部功能连接的一致性是另一种分析静息态功能连接数据的方法。ReHo 是一种与其他前述功能连接指标完全不同的方法，这又增加了一个有潜在价值的指标。但是，ReHo 的缺点之一是它对空间平滑非常敏感（因为它完全取决于相邻体素的信息）。它也很可能受到非神经元来源的固有信号的影响。此外，通常认为 ReHo 对相邻区域的形状差异并不敏感。这可能是一个重要的缺点，因为脑内功能区的大小和形状并不一致（例如扣带回是长条形，而杏仁核则是小球形）。此外，很难用其他远距离功能连接方法，例如 SCA、ICA 和下一章讨论的基于节点的方法，来解释 ReHo 的发现。

▶▶ 4.6 基于体素的组水平分析方法

本章中讨论的所有基于体素的方法，都会生成每个受试者的一个或多个全脑图像。不管这些图像代表什么（无论是 ReHo 还是双重回归的单一受试者图像），fMRI 研究的主要兴趣点几乎都是比较不同受试者之间的图像。为了这个目的，需要进行组水平分析。在组水平，常进行两组或多组不同受试者图像的比较，或者对图像与连续的非成像指标（如量表评分、自我报告评分或症状评分）进行相关分析。基于体素图的组水平分析，通常采用单变量一般线性模型（GLM）框架。

正如第 3 章末尾"通用统计框：多元线性回归分析（与一般线性模型 GLM）"中所述，GLM 是一种采用多个回归变量进行一般线性回归的方法，它可将因变量与一个或多个自变量联系起来。在我们的例子中，因变量是本章所述任何方法（获得受试者脑图）中每个体素的值。本分析针对每个体素单独重复进行，这就是它成为大量的单变量方法的原因。然而，进行大量的统计检验确实会导致熟知的多重比较问题，这将在本章末尾的"通用统计框：多重比较校正"中讨论。要解决此多重比较问题，就需要对 P 值进行校正，以确保统计有效。

组水平 GLM 中的自变量包括一个或多个回归变量，每个回归变量对于每个受试者都有一个值。这些组水平回归变量由研究者定义，通常用于将研究对象分组为不同的实验组。例如，使用患者为"1"和健康对照者为"0"的回归变量来编码哪些受试者属于病例组。回归变量也可以是连续变量，反映任何兴趣指标，例如症状严重程度或智力（通常减去全组平均值后输入）。回归变量还可输入潜在的混淆因素（非直接联系但在结果中应"控制"的指标）。组分析的常见混杂因素包括年龄、性别、头动评分和颅内容积。一旦确定了回归变量，也就确定了对比，就可以采用 GLM 进行常见检验，包括配对和非配对 t 检验、单因素方差分析（ANOVA）和连续变量回归。本入门书网站上有关于 GLM 的更多信息（神经影像通用线性模型简介），如果你是 GLM 新手，强烈建议阅读这些材料。

采用单变量 GLM 框架组分析的结果是得到一个全脑图，其中每个体素的值代表在每个体素进行 GLM 的统计检验结果或 P 值，此图可用于确定阳性结果的空间位置，并回答本节开头所概述的问题。

GLM 是目前最常用的组分析方法，但也存在其他的组分析方法，例如，分类方法可以根据功能连接图进行单个受试者的预测或分类（如预测受试者是健康对照组还是患者）。这些方法通常是多变量的（即它们同时考虑所有体素的信息，而不是分别检验每个体素）。此外，这些方法通常要将受试者数据分成训练数据集（用于学习最佳预测研究对象属于哪个组的模型）和检验数据集（用于计算采用训练数据集模型对受试者进行分类的准确程度）。

当进行任何类型的组分析时，通常无法使用参数统计（参见本章末尾的"通用统计框：多重比较校正"）。原因是，受试者脑图是基于体素的功能连接指标，通常不符合进行参数统计所必须的条件。因此，为了从组水平 GLM 中获得 P 值，建议进行置换检验。置换检验将在本章末尾的"通用统计框：多重比较校正"中详细讲述。

总之，本章讲述的所有基于体素的指标都会为每个受试者生成一个或多个脑图。这些脑图可以通过组分析进行受试者之间的比较，从而发现所关心的有统计学差异的脑区。组分析会得到相应统计结果的全脑图，然后需要根据阳性发现的位置和所研究的问题来解释这些结果。第6章进行了功能连接结果阐述的详细讨论。

通用统计框：多重比较校正

神经影像学研究中一个常见的统计问题就是多重比较问题（也称为多重检验问题，它的出现与空假设的检验有关）。为了对全脑中所分析结果进行定位，通常需要在全脑的不同位置（每个体素）进行很多检验。如果检验是独立进行的（如本章开头所述的 SCA 方法），那么这通常被称为大量的单变量分析。常规统计中，P 值阈值为 0.05 意味着没有信号或错误结果的可能性为 5%。因此，平均每进行 20 次检验，就有 1 次是偶然因素造成的阳性结果，而实际上并没有差异。当全脑 20 000 个体素 P 值采用 0.05 的阈值进行分析（要进行 20 000 次单变量检验）时，即使没有任何真实差异，这些体素的 5%，即 1 000 个体素也将显示存在差异（假阳性）。从这个例子中可以清楚地看到，当我们进行大量检验时，必须进行某种校正来控制假阳性的数量，这就是多重比较问题。如果多重比较不进行适当校正，那么研究的结果常存在问题且难以解释，因为很难知道哪些发现反映了真正的激活／连接，哪些是假阳性。虽然一些文献中也会有未修正结果的研究，但这是一种不再被期刊和审稿人所接受的糟糕做法。在撰写待发表的结果时，必须进行特定的校正，才有助于重复结果和阐述发现。

实践中，神经影像学中最常用的两种多重比较校正方法是家族错误率校正（FWE）和错误发现率校正（FDR）。这里对这两种方法进行了简要说明，但是关于多重比较校正的更详细内容可以在其他地方找到。

家族错误率校正（FWE）

多重比较的一种校正方法是考虑我们有一个家族的检验，我们希望设置一个 P 值作为整个家族检验的阈值，而不是用于一个单独的检验。这种对一个家族检验进行校正的方法被称为家族错误率校正（FWE）。一般而言，家族错误率校正方法会选择设置一个阈值，从而不是使每个单独检验都有 5% 的机会产生假阳性结果（这是不校正进行多次比较时的情况），而是期望所设阈值使我们的研究有 5% 的机会在脑中有一个或多个假阳性，但在其他 95% 的研究中没有假阳性。也就是，如果重复进行相同的全脑分析 20 次（即 20 个不同的数据集，都无有效的结果），19 个单变量全脑分析结果将无任何假阳性，但一个全脑图包含一个或多个假阳性。需要注意的是，这些陈述提示如果实验重复多次的平均情况，但是对于任何一项研究（或一组研究），它可能高于或低于这个值（对于采用任何阈值的一项研究，真实的假阳性率都是不可知的）。

最直观的家族错误率校正方法是将每个体素的检验视为与所有其他检验完全独立的检验。为了实现这一点，通过将所期望阈值除以检验次数来对 P 值阈值进行校正，这称为 Bonferroni 校正。上面的例子中，Bonferroni 校正的 P 值阈值将是 0.05/20 000，这是一个非常小的数字。从这个例子中可以看到，对于大量的体素（或大量检验），Bonferroni 校正后的 P 值会迅速减小到不可接受的水平。因此，Bonferroni 校正在神经影像学中并不常用。然而，fMRI 图像中两个相邻体素的检验并不是完全独立的两个检验。由于神经生理活动在区域内的连续性，以及扫描过程固有或预处理过程中进行的空间平滑，神经影像中的任何脑图通常都有一定程度的空间平滑性。因此，20 000 个体素中所真正进行的独立检验数量远低于体素总数，这样就需要一种替代 Bonferroni 校正的方法来处理这种情况。

由于不能采用 Bonferroni 校正来估计 FWE 阈值，因此需要采用更复杂的方法来处理空间平滑性和由此所致的体素之间缺乏独立性的问题。为了计算 FWE 阈值，我们希望控制空分布（当全脑无任何真实差异时我们所发现的结果分布）所产生假阳性结果的机会。一个简洁的解决方案是关注（跨体素）检验统计量的最大值。原因是，如果没有发现真实差异（即数据符合空分布），那么最大检验统计量最有可能超过所设阈值而成为假阳性。因此，采用空分布的最大检验统计量来设置阈值，从而使 20 次全脑分析中的 19 次不出现任何假阳性（即，结果为空时，甚至最大结果的体素也低于阈值）。最大 Z 统计量的空分布可用被称为高斯随机场理论的东西来描述（只要满足一系列条件）。关于高斯随机场理论的更详细讨论超出了本入门书的范围，但是这个内容的更多信息可以在神经影像的文献和相关网站上找到。这种方法是基于假设在没有阳性差异的情况下的统计数据分布。由于使用了参数分布的假说，这种方法更倾向于是一种"参数方式"。或者，也可以使用一种流行的非参数方法来进行 FWE 校正，称为置换检验（该方法不依赖高斯随机场理论，且需较少的假设条件），稍后详细讲述。

错误发现率校正（FDR）

另一种多重比较的校正方法是错误发现率校正（FDR）。这里，我们不接受全脑所有体素的 5% 存在假阳性（没有进行多重比较校正的情况），但是如果确定结果所发现存在差异的体素中有 5%（即每 20 个体素中就有 1 个超过阈值）是假阳性，我们就很高兴了。因此，FDR 比未经修正的结果更严格，但没有 FWE 严格。FDR 阈值直接从未校正的 P 值计算，并且取决于数据情况。具体地说，FDR 阈值很大程度上取决于全脑图中激活的数量和强度。

FDR 和 FWE 的关键区别在于，FDR 接受每次全脑分析都存在一些假阳性（如图 4.7 中采用 FDR 的 20 次检验，每次都有点位于真实激活框之外）。实际上，FDR 校正后出现假阳性的平均数量为每20个激活体素中有1个（当 $P<0.05$ 和 FDR 校正时）。而 FWE 更严格地控制假阳性率，只允许每 20 次全脑分析中出现一次假阳性（因此，图 4.7 中的 FEW "检验"中仅 1 次有点位于真实激活圈之外）。仍然需要指出，如前所述，无论采用何种校正方法，任何特定研究的真实假阳性数都是不可知的。

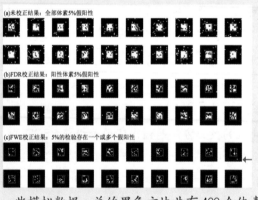

(a)未校正结果：全部体素5%假阳性

(b)FDR校正结果：阳性体素5%假阳性

(c)FWE校正结果：5%的检验存在一个或多个假阳性

图 4.7 当进行很多统计检验时，需要进行多重比较校正，因为未校正的结果将出现许多假阳性。此图显示一些模拟数据，总的黑色方块共有 400 个体素，而红色方框勾画出模拟的真实激活含 64 个体素。图中显示不同的多重比较校正后的假阳性数（红框外的白点）。每种方法的 20 个方块显示同一检验重复 20 次可能得到的结果。（a）当不进行校正时，每次检验都包含许多假阳性（平均为 400-64 的 5%=17）。（b）FDR 校正通过计算阈值来控制假阳性率，使超过阈值的体素中有 5% 为假阳性（不是未校正的所有体素的 5%）。（c）FWE

校正控制了一系列检验的假阳性率，这样，全部检验总数的5%中才会出现一个或多个假阳性（这里每20次"实验"中有一次假阳性，如蓝箭所示）。通常要在假阳性和假阴性之间进行权衡，随着假阳性数量的减少，假阴性（真实差异没有显示）的数量会增加。这一点在图中很明显，FWE 校正（c）比FDR 校正（b）的假阴性（红框内的黑点）多得多。

基于体素与基于簇的阈值处理

前述校正方法，都可以使用各种不同的统计来计算所需的校正阈值。神经影像学中，全脑阈值最常用的统计是基于体素和基于簇的阈值处理。在基于体素的阈值处理中，校正方法（如 FDR 或 FWE）是根据体素的未校正结果来进行计算的。这样，基于体素的阈值选择对个体体素情况更敏感，激活强度常超过所设阈值。

然而，fMRI 中常见的激活或连接图是所设定阈值水平一系列体素的空间延伸。基于簇的阈值处理旨在利用信号的空间范围，包括首先对未校正图像应用初始、任意的阈值（称为簇形成阈值），然后将所得"斑点"的大小作为输入参数的校正方法。因此，基于簇的阈值处理使用阈值大小来控制最终的假阳性率，而不是"斑点"的大小决定它们是否超过阈值。最初应用于未校正数据的簇形成阈值对于基于簇的阈值有重要影响。一旦选择了初始阈值，就可以通过统计方法计算簇大小的阈值，以便将 FWE 校正设置为 5%。

　　无阈值簇增强（TFCE）方法是空间统计的一个特殊版本，它的目的是将单个体素中的效应强度（即基于体素的阈值中使用的最大检验统计量）与体素间的空间范围（即基于簇的阈值中使用的簇的最大体素数）相结合。因此，它是基于簇的阈值处理方式的变化，无须（主观）选择最初的簇形成阈值。TFCE 能够根据周围体素的值调整全脑中每个体素未校正的检验统计量，使大簇中的高体素向上加权，而孤立的高体素向下加权。这样，对于较大连续区域的信号，TFCE 会增强相对较弱的信号。该方法利用了这样一个事实，即我们期望激活或连接结果涉及一个空间区域，而不是单个的体素。

　　关于基于体素和基于簇的阈值处理的更多细节，请参阅 fMRI 相关文献。这些内容通常在任务研究中进行讨论，但本质上同样适用于基于体素的静息态功能连接的组分析，因为当对组分析结果进行阈值处理时，无论数据代表激活还是连接，都没有区别。

　　请注意，前述进行多重比较校正的任何方法（基于体素和基于簇的校正）通常都采用非参数统计，有些是必须的（如 TFCE）。下面讨论一个非参数统计的常用方法（置换检验）。

多重分析中的多重比较

对于基于体素的方法，如果每个受试者产生一张以上的图像（例如，双重回归分析得到的一系列组水平 ICA 成分），当查看组分析中的一个以上的组成分时，就存在两个级别的多重比较。需要（使用一种前述方法）控制全脑多个体素之间的常规多重比较问题。但是，当对多个图像进行相同的组分析（如多组 ICA 成分）时，还应根据图像数量相关的独立检验对结果进行校正（如使用额外的 Bonferroni 校正）。这种校正并不简单，因为并不是所有的检验都有统计学上的独立性(例如事后检验的方差分析，就不需要进行这种校正)。虽然到目前为止，文献中对独立检验的这种校正并不常用，但重要的是要知道假阳性的风险随着组分析中成分数量的增加而增加。

置换检验

在参数统计中，假定采样对象所来自总体的分布遵循一系列参数（平均值和标准差）。神经影像学中常用参数统计来估算统计量和 P 值，很多熟知的统计检验都是参数统计，例如 t 检验和方差分析（两者都可使用一般线性模型）。虽然参数统计既简单又快速，但它的一个显著缺点是对数据做了一些假定。最重要的是，参数统计假定每个总体数据分布都符合已知参数，通常是正态分布。但是，这些假设常存在不符，例如，ICA 脑图就不符合正态分布。当不符合正态分布的假定时，参数统计就不准确，应考虑应用非参数方法。

　　置换检验是一类非参数统计方法，近年来在神经影像学中得到广泛应用。置换检验的优点是它对数据的假定很少，而且非常灵活，可应用于任何类型的统计检验。置换检验相对容易执行（尽管它可能耗费很长时间），并且可以提供稳定和准确的估算结果。

　　置换检验的基本理念是利用数据本身建立空假设为真情况下的空分布（即当没有"真实"差异时的结果分布）。在置换检验中，这种空结果的分布是通过混合（置换）受试者来实现的，它们将不再对应于正确的分组标签。例如，患者与健康对照组的比较研究，混合标签就是"患者组"和"健康对照组"。如果空假设是真（即患者和对照组之间的功能连接指标没有差异），这实际上相当于只有一组，因此，无论是否使用真实标签或置换数据，组间差异的结果都不应该改变。实际上，每次置换标签时，由于数据中噪声的影响，结果会略有不同。多次置换研究对象（即打乱研究对象的排列顺序），每次置换后计算感兴趣的统计量（如"组间差异"），当进行足够多的置换后，通过每次保存所得的结果值，就可以得到数据的空分布（即假定数据中没有真实差异和置换有效时，统计检验数据的分布）。现在可使用未置换的数据（即将受试者分为真正的患者组和对照组），并计算实际的统计检验数据。为了确定这个统计检验的效果（即实际结果计算 P 值），可以将实际结果与采用置换数据所得的空分布进行比较。例如，为了进行单侧检验，可以将所得空分布中等于或高于实际结果的结果数除以进行置换的总次数。这个数字就是实际结果的 P 值。置换检验可代替参数统计，同时仍然采用一般线性模型框架。更简单来讲，置换检验可用于任何统计检验，（即使不能确定相关的空分布或分布形式的公式），而它的主要优势是可以选择一个符合研究所需要的统计方式。

置换数量的重要性

要注意所进行置换的数量决定了估算 P 值的精确度。为了更精确地估算 P 值，需要尽可能多地进行数据所允许的置换。然而，这通常会有数百万、数十亿甚至更多的可能排列，由于耗时太长，因此不可能进行所有可能的置换。例如，一个简单的每组 20 名受试者的双样本 t 检验，就有超过 1 370 亿种可能的排列方式。为了使置换检验切实可行，就仅对一个随机子集进行所有可能的置换，从而估算空分布。所进行随机置换的数量决定了反映真实分布的准确度，而只有进行置换才能得到真实分布。这就导致所进行置换的数量决定了 P 值的准确度。如果进行 100 次置换，通过模拟估算 P 值为 0.05 时，真实 P 值 95% 的可信区间为 0.05 ± 0.04（即平均每 100 次中有 95 次真实 P 值将在 0.01 到 0.09 之间）。这对报告结果是否存在显著差异影响很大。影响结果是否存在显著差异的其他因素，还包括研究的效应数量和强度，

　　而实际研究中置换的数量可能不会对结果产生显著影响。无论如何，常见的"安全"建议是进行至少 5 000 次置换，这将使可信区间为 0.05±0.006（尽管最近有各种方法来加速置换的推断，以减少所需的置换数量）。

　　置换的数量还决定了可计算的最小 P 值。例如，当进行 5 000 次置换时，未置换的值确实可低于所置换的值。这种情况下，实际结果正好位于空分布尾部，所计算的 P 值应小于 1/5 000=0.000 2。当将置换数目增加到 100 000 时，所得到的最小 P 值是 1/100 000=0.000 01。这样，置换数量不仅决定了可能的最小 P 值，还决定 P 值的"粒度"（间隔程度）。因为总是用一个整数除以置换总数，所以两个 P 值的间隔永远不能小于 1 除以置换数。在上述 5 000 次置换中，第二个最佳结果是 2/5 000 = 0.000 4。因此，为了能检测较低的 P 值，并且对 P 值的微小差异更敏感，需要进行大量的置换。

　　虽然置换数通常越多越好，但是所能进行的置换数量是有限制的。这个限制取决于以下因素：①研究的受试者数量（如受试者较少，则置换数就比大量受试者要少）；②研究设计也影响置换数；③如果不是独立观察，数据所能进行的置换也会不同（下面将详细讨论）。

互换性

　　置换检验所需的假设条件比参数统计少，但需要满足一个基本的假设条件，这就是所谓的互换性。为了理解这一点，假设一项双胞胎研究，这项研究招募的双胞胎，一个患有疾病（双相情感障碍），而另一个没有被诊断出任何疾病。这项研究的目的是观察患双相情感障碍的双胞胎和健康双胞胎之间的区别。这种情况下，很多置换选项会将双胞胎分开（即一个受试者与一个完全无关的受试者配对）。两个无关受试者之间的差异可能比一对双胞胎之间的差异大得多，这可能是疾病之外的许多其他因素。因此，这种情况下，不允许任何分离一对双胞胎的置换方式。唯一符合要求的置换方式是双胞胎内部的交换（即健康双胞胎和患病双胞胎之间的交换）。

一般来说，如果置换不改变空假设的分布（即假设没有兴趣差异），则受试者都是可以交换的。上面例子中，不允许一个受试者与一个不相关受试者之间的置换，因为空假设是一对双胞胎在双相情感障碍方面没有区别；但能够进行一对双胞胎内部的交换，因为如果双相情感障碍的功能连接没有差异，那么是否正确标记健康与患病的双胞胎并不重要。下面把这个例子扩展到两组双胞胎的研究。例如，我们招募一些双胞胎，其中一对双胞胎患有双相情感障碍，另一对是健康的；而另外一些双胞胎，其中一对患有精神分裂症，另一对是健康的。这项研究的目的是观察每对双胞胎之间的差异，比较这两种类型精神障碍疾病之间的差异。在这个例子中，另一个有效的置换是在两个组之间交换一对双胞胎（即精神分裂症组的双胞胎与双相情感障碍组的双胞胎进行互换）。对于组间比较，空假设是双相情感障碍和精神分裂症在患病双胞胎与健康双胞胎之间是没有区别。因此，将双相情感障碍组的一对双胞胎与精神分裂症组的一对双胞胎进行置换是有效的，因为它不会改变空假设的分布。

当存在非独立的受试者（受试者存在相关性），或者同一受试者有多个观察结果（如受试者内部差异的配对检验）时，需要在置换时说明这个情况。虽然这种类型的不可交换性增加了置换的复杂性，但通过对允许哪些置换进行某些限制，置换检验通常仍然可以进行。

总结

● 功能连接分析方法可分为：基于体素的方法（生成全脑每个体素功能连接值的图像）和基于节点的方法。
本章讨论了以下基于体素的方法：
 ◆ 基于种子点的相关性分析（SCA）研究一个兴趣种子区与其他全脑所有体素之间的功能连接。
 ◆ 独立成分分析（ICA）是一种数据驱动的方法，它将数据分为一组独立的空间成分，每个成分通过空间位置图和相关的时间过程进行描述。

◆ 双重回归分析通常与 ICA 结合使用，用于估算特定受试者的空间图和时间进程，随后用于统计比较。

◆ 低频振幅（ALFF）估算每个体素中的低频功率。

◆ 局部一致性（ReHo）估算每个体素与周围直接相邻体素之间的相关性，因此，它的目的是关注局部的、短距离的连接。

延伸阅读

● Beckmann, C.F. (2012). Modelling with independent components. NeuroImage, 62(2), 891−901. Available at: https:// doi.org/ 10.1016/ j.neuroimage.2012.02.020.

◆ ICA 的神经影像应用的回顾性文献。

● Cole, D.M., Smith, S.M., & Beckmann, C.F. (2010). Advances and pitfalls in the analysis and interpretation of resting− state FMRI data. Frontiers in Systems Neuroscience, 4, 8. https:// doi.org/ 10.3389/ fnsys.2010.00008.

◆ 总结本章所述很多方法的回顾性文献。

● Poldrack, R.A., Mumford, J.A., and Nichols, T.E. (2001). Handbook of Functional MRI Data Analysis. Cambridge University Press, Cambridge.

◆ 虽然关注任务态研究，但很多统计内容（包括多重比较校正）也与静息态功能连接研究有关。

● Zang, Y., Jiang, T., Lu, Y., He, Y., & Tian, L. (2004). Regional homogeneity approach to fMRI data analysis. NeuroImage, 22(1), 394–400. Available at: https:// doi.org/ 10.1016/j.neuroimage.2003.12.030.

◆ 局部一致性的原始文献。

● Zou, Q–H., Zhu, C–Z., Yang, Y., Zuo, X.–N., Long, X.–Y., Cao, Q.–J., et al. (2008). An improved approach to detection of amplitude of low– frequency fluctuation (ALFF) for resting– state fMRI: fractional ALFF. Journal of Neuroscience Methods, 172(1), 137–141. Available at: https:// doi.org/ 10.1016/ j.jneumeth.2008.04.012.

◆ 介绍低频振幅分数（fALFF）的文献。

第 5 章

基于节点的
连接分析

高文文　杜　雷　韩小伟　陈　悦　刘　冰　译
唐晓颖　马国林　杨　旗　校
张　辉　唐晓英　尹建忠　审

　　第4章介绍的基于体素的分析方法，主要目的是通过进行组水平分析来比较大规模静息态网络的空间结构。这些基于体素的分析方法能够告诉我们人脑的大规模网络的空间结构，以及空间结构受不同疾病的影响情况。但是，这些方法并没有完全解决不同功能区之间的信息如何连接或整合的问题。具体来说，这些体素分析方法无法解决如下问题：①A区和B区之间的功能连接有多强；②A区和B区之间的连接强度在患者组和健康对照组之间是否存在差异。

　　对于这些类型的问题，我们可以采用"节点和边线"的连接模型。这里，"节点"表示不同的脑区（上例的A和B），而"边线"是节点之间的连接（或连接强度）（即A-B连接）。基于节点的连接分析是一种基于图论的连接模型。图5.1是表示节点和边线的简单模式图。

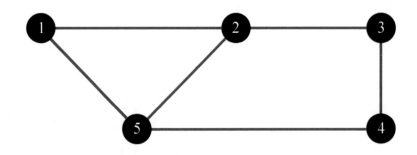

图 5.1 表示节点和边线的简单模式图。黑色圆圈（1~5）代表不同脑区，称为"节点"，区域之间的连接以红色显示，称为"边线"。

需要了解基于体素和基于节点的静息态功能连接分析方法之间的差异。最重要的区别涉及方法的空间尺度，及随后的组间比较对连接的哪些方面更敏感（即连接的网络内部以及节点间的连接变化）。基于体素的方法通常提取数量相对较少、空间范围较广的网络（几十个以内），例如默认网络（DMN）；主要进行受试者间或组间分析来比较这些网络的差异。另一方面，基于节点的方法通常考察较小空间范围内的大量功能单元（"节点"）之间的连接（"边线"）。基于节点的方法中，组分析是比较不同受试者间这些边线的连接强度。基于节点的方法可以分析只含较少节点的部分大脑（如特定兴趣区域），也可分析含较多节点的全脑。先进行基于体素的分析，有利于随后进行基于节点的分析，这也是实际应用的通常做法。例如，基于种子点所计算的每个体素的相关图，有助于定义节点（参见 5.2.3 节）。另一个例子是，基于体素的方法有助于识别患者组的关键作用脑区，而随后进行基于节点的方法可以更详细地研究所发现的脑区。

所有基于节点的连接分析方法都有几个共同的步骤（参见图 5.2），这些步骤如下。

（1）定义节点，即同质功能区域内的一组体素。

（2）从每个节点提取时间序列。时间序列代表每个节点在扫描过程中的 BOLD 信号波动。

（3）使用所提取的时间序列，计算任意两个节点之间的连接度（"边线"）。

（4）构建连接矩阵（也称网络矩阵或邻接矩阵）。例如，如果基于节点的分析含 100 个区域（图的"节点"），则可以构建一个 100×100 的矩阵来描述所有可能的连接（图的"边线"）。也就是说，连接矩阵中第 9 行第 25 列上的元素描述了节点 9 和节点 25 之间的功能连接强度。组水平的基于节点的分析方法通常针对每个受试者都有一个网络矩阵图。

本章将详细讨论这些步骤及使用网络矩阵的各种分析方法（部分进一步分析可能会在组间比较前增加额外步骤）。本章最后还讨论了如何选择使用基于节点还是基于体素的分析方法。

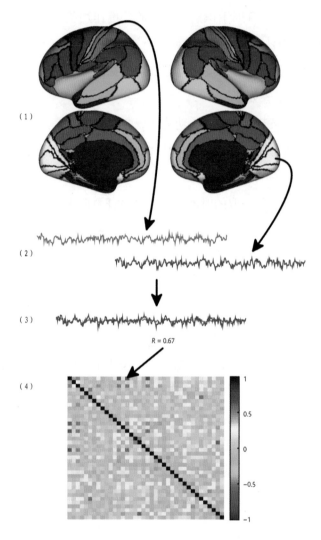

图5.2 每种基于节点的连接分析方法都有四个相同的步骤:(1)定义节点(脑的分区)。(2)提取时间序列。(3)计算每对节点之间的边线。(4)将所有的边线合成一个连接矩阵。

▶▶ 5.1 节点的概念

为了解决 A 区和 B 区之间的连接性问题，首先需要定义这些区域确切的空间范围。由于多种原因，通常不希望将每个体素视为不同的"区域"。第一个原因是因为全脑的功能单元比单个体素更大，这样相邻的体素常含有非常相似的信息（比如：时间序列是相关的，意味着它们的信号部分具有共线性）。其次，定义较少的节点而非大量体素是有优势的，因为时间自由度通常有限（与体素数量相比，静息态数据中时间点的数量相对较少）。时间自由度限制了估算"边线"的准确度，并且某些"边线"估算方法所设定的节点数也有限制。本章中多处讨论了时间分辨率与自由度的相关问题。最后，采用所有体素作为节点计算量巨大，具体而言，估算"边线"将需要大量的计算时间和内存。

综上，可以清楚地看出，将多个体素归为不同区域是有益的。但是，大规模的静息态网络（如第 4 章中所述）通常过于广泛，不是节点分析的最佳选择。原因是，尽管这些大规模网络在静息态数据中可被稳定识别，但是脑功能研究表明，这些网络的子区域可能发挥着不同的作用。因此，将大规模网络分解成更小的部分，并详细研究不同区域之间的相互作用，通常更有意义。例如，默认网络由多个脑区组成，包括后扣带回和内侧前额叶皮层，任务 fMRI 研究证实它们功能上是不同的。对于基于节点的分析来说，将全脑分成（或"分割"）比单个体素更大、比"网络"更小的功能区域是非常有帮助的。这些功能区域通常也称为节点、模块、顶点或兴趣区（ROI）。因此，基于节点的分析方法将研究重点从大规模的空间网络转移到了分割更精细的、更小的"功能区域"。当然，功能节点的概念本身比较简单，它假定这些功能区域在同一个模块内功能相同，而不同模块之间功能不同（"恒定分区"）。这种简单化的功能连接概念，并不能完全准确地代表大脑复杂的分层组织，但却是在一定范围内研究它的有用模型。

　脑分割成的节点具有多种特征。首先，分割创建的节点可以是局部空间连续的，也可以是分散的不连续体素。连续节点是单个的簇（一组互相连接的相邻体素），而非连续节点即包括多个具有空间分布的单独的簇（类似于网络，但空间范围较小）。连续节点似乎较不连续节点更直观。但是，考虑到双侧大脑半球的大多数皮层区功能类似，双侧（不相邻）结节可能更有生物学基础。其次，节点可以不重叠（没有体素能同时属于两个节点，这称为硬分割），也可以互相重叠，意味着一个体素可以参与两个或更多节点（软分割）。虽然硬分割的结果在解释方面具有优势，但软分割的生物学机制可能更真实，特别是考虑到许多脑区的同一区域具有多种组织方式。例如，视觉皮层中存在多种组织方式。初级视觉皮层中的一群体素的一种组织方式代表视觉刺激到凝视点的距离，而当研究视觉刺激对方向的敏感性时，相同体素则表现为不同的组织方式。这种复杂的组织方式很可能见于所有灰质。最后，一些分割方法可能只包括脑内较小区域的体素（而不是将全脑都分割成节点）。例如，采用分割方法研究扣带回皮质和皮质下结构的子区域，如丘脑和纹状体。

从上述讨论中可以清楚地看出，我们尚未完全理解脑分割的最佳特性，这方面仍然有很多研究课题。目前有大量的分割方法，第 5.2 节"节点定义"中将介绍其中的几种方法。但是，"最佳"方法仍有很大争议，取决于具体研究内容和所感兴趣的"尺度"。

目前，验证基于静息态功能连接数据所得到的分割仍具有挑战性。一些情况下，可采用例如任务激活数据、扩散 MRI 数据和/或组织学情况（微观结构改变）来验证分割的有效性。如果静息态数据所估算节点的边界与任务 fMRI 的发现或结构指标相匹配，那么就增加了对这些边界准确性的信心。这些验证方法对感觉区的研究很有帮助，因为我们有很好的映射方法（如视网膜映射和声调映射）来探测初级感觉皮层的不同组织方式。但是在多模整合皮层，很难获得这些功能和结构指标，因为我们尚未完全了解这些区域的信息是如何处理的。这样，更多认知区域的有效分割则更具有挑战性。

▶▶ 5.2 定义节点

基于节点分析方法的效能取决于所分割的节点，因为分析开始时需要固定节点的空间位置。如果两个节点的功能边界位置不准确，则会造成代表不同功能区特征的多个时间序列混乱（而不是所预期的一个功能区的平均）。因此，从边界定义不佳的节点中提取的时间序列，会是代表多个功能区的混合信号，而不是仅反映定义清晰且明确的区域的脑功能。如果从一个节点提取的时间序列代表两个功能区的混合，而不是单个功能区的时间序列，那么根据这种混合时间序列所计算的连接是没有意义的。事实上，基于仿真网络的评估表明，即使是少量"混合"也会明显影响各种方法的连接估算，导致从数据中计算正确连接的准确性急剧下降。边界定义的问题可以看作是使用更精细参数来定义节点的有力论据，例如使用单个体素作为节点（极端条件）。但是，正如本章前面所讨论的，更精细的节点也有缺点，因为更多数量的节点会限制时间自由度，并且可能导致共线性的问题（节点时间序列的冗余信息）。此外，采用较小节点常会导致所分割节点与受试者数据的精确对齐更加困难。

定义节点的方法大致可分为基于图谱和数据驱动的方法。基于图谱的节点已有文献报道，通常从既往解剖数据（"解剖图谱"，例如哈佛－牛津图谱、Talairach 图谱、自动解剖标记或 Juelich 图谱等）或功能 MRI 数据（"功能图谱"相关示例参见进一步阅读）的研究中获得。另一方面，数据驱动的节点定义方法是根据随后进行节点分析的相同数据来分割和确定节点边界的。虽然基于图谱的方法是来自解剖或功能 MRI 数据，但这里不将它们视为数据驱动的方法，因为它们所基于的数据不同于随后进行节点分析的数据。

考虑到精确功能边界的重要性，通常不建议采用基于图谱的节点（特别是解剖图谱）。基于解剖图谱的节点可能无法准确反映功能边界，原因在于：①推导它们的方法往往是过时的；②样本量少；③解剖学上相同区域可能存在不同功能（尤其是整合皮层区域）。因此，建议使用数据驱动的分割方法，因为它能更准确地反映随后节点分析中所用到数据的功能区域。

数据驱动的节点定义方法旨在根据每个体素的BOLD时间序列，将体素分组到功能相同的区域。数据驱动的分割方法主要有三类：①体素聚类方法；②线性分解方法；③边界检测（梯度）方法。下面将简要介绍每类方法，尤其是各自的优势和不足。

在进一步讨论数据驱动的分割方法之前，需要简要说明全脑所分割节点数量的重要性（通常称为维度数或模型阶数）。对于后面介绍的大多数方法，维度数是由一个研究者所设置的变量，因此某种程度上是主观的。需要认识到，目前尚无全脑分割最佳维度的结论。但是，实际上有多种有效的解决方法，可以精确描述从大范围系统到小的特定功能区的神经生物学组织特点。从实用角度来看，数据中获得的最大维度数会受到 fMRI 扫描中时间点数的限制。具体地说，当采集较长时间序列时，可以可靠地识别更细致的节点，因为较长的时间序列能对时间的动态变化进行更详细的描述（这样可以区分更多的功能区）。记住这一点，下面将讨论数据驱动的分割方法的常见类别（聚类、线性分解和边缘检测方法）。

5.2.1 聚类方法定义节点

聚类方法很受欢迎，因为它们提供了将体素分组为功能相同区域的最简单方法。所有聚类方法的一般理念都是将相似体素分组到一个节点或区域，使节点内体素的相似性大于不同节点间体素的相似性。静息态数据分割的常用聚类方法有k均值(质心)聚类、Ward（层次）聚类和标准化分割（谱）聚类。这些聚类方法的不

同之处在于如何确定哪些体素最相似。例如，k 均值法计算每个簇
的平均值（称为中心或质心），然后将每个体素分配给最相似（"最
近"）的簇中心。

5.2.2 线性分解（ICA）方法定义节点

线性分解方法是一种替代聚类来定义节点的方法，其中 ICA 方
法较常用。与大多数体素聚类方法不同的是，ICA 等方法不考虑空间
邻近信息（也就是说，它们不区分体素在空间上相邻还是相隔较远。
因此，这类方法通常会造成不连续的分割）。简而言之，ICA 旨在将
数据分解成一组成分，这些成分由独立的空间位置图和描述这些成
分随时间变化的时间序列图构成（此方法详见第 4 章）。ICA 为每个
成分的每个体素提供了一个带有权重的软分割，从而反映该体素对
成分的贡献。此外，ICA 倾向于产生不连续的成分或节点（例如，很
多 ICA 节点都包含双侧同源功能区）。

由于上一章关于基于体素的方法介绍了 ICA 分析，本章关于
基于节点的方法也涉及 ICA，这可能会让人感到惊讶。但是，定义
节点是在基于节点分析之前进行的，而且定义节点实际上是在体
素水平上进行的。在大规模网络水平进行 ICA 与定义节点中使用
ICA 的区别在于分解的维度数。也就是说，大规模网络中的 ICA 分
析仅提供较少成分，而空间范围较小的节点需要大量成分。

组水平 ICA 所提取成分的数量可以从数据中估算，但也常由
研究者决定。对比相同数据维度数为 25 和 100 的组 ICA 分析结果，
成分图可清楚显示，维度 25 的 ICA 中很多大范围的网络最终被分
成维度 100 结果中的多个空间上更小的成分。这种内在的层次结

构并不是分析的固有特性（类似 Ward 层次聚类），而是数据结构的结果体现。这样，虽然基于体素的 ICA 分析常用的维度范围为10~25(参见第 4 章)，但是采用 ICA 定义节点常用 50~300 的维度（取决于每个受试者可用的时间点数）。由于大脑功能区高度复杂的层次结构，无论是大的网络还是节点，尚无法确定 ICA 的最佳维度数。因此，恰当的维度取决于所研究的具体问题和假设。可以在多个不同维度创建分割，观察节点来判断所得到的成分是否能很好地将所研究问题中的重要区域区分开来。但是，这应该在运行剩余的节点分析之前完成，因为维度选择应该依据假设和所研究的问题，而不是结果。

5.2.3 梯度方法定义节点

聚类和线性分解来定义节点的方法是基于体素 BOLD 时间序列的相似性，将体素分组来创建节点。还有一种方法是采用全脑每个体素"基于种子"的功能连接图来创建节点。研究表明，当从一个功能区到另一个功能区时，全脑功能连接模式通常会有相对急剧的转变。可以利用这些急剧的转换，通过边界检测算法找到节点的边界。边界检测是利用连接度在空间上的梯度（相邻体素的差异，即随空间位置的一阶变化）来确定节点之间的边界的。因此很明显，这类方法的目标是利用全脑功能连接模式的变化来识别边界，而不是根据它们时间进程的相似性（即首先找分割的边界，而不是它们的中心）。注意这些梯度不仅是定义节点的有用方法，而且还可以解释不同受试者之间的个体差异。

5.2.4 基于组水平和基于个体定义节点

上述利用数据驱动来定义节点的方法大多数都是在组水平进行的（即利用来自多个受试者的数据来定义节点）。这样做的主要原因是：①避免对应性问题（即确保节点在不同受试者间可以对应上）；②通过使用尽可能多的数据进行分割，来提供最好（最可靠）的结果。然而，在组水平定义节点需要在标准空间进行，单个受试者数据与标准空间不匹配可能导致所定义节点的边界更不准确。这些错位问题可能会影响研究结果，例如，患者组较健康对照组配准可能更困难。因此，尽可能优化配准非常重要，正如第 3 章和本系列入门书《神经影像分析简介》中所述。

在单个受试者水平上来定义节点边界可能会更好，目前很多研究采用这种方式。但是，如果仅根据单个受试者确定节点，则很难保证受试者之间的对应性（即如何确保所比较的是受试者 1 和受试者 2 的相同功能区），这通常也是组水平研究所面临的相同问题。更可取的替代方法是在组水平上定义节点，但是包括根据每个受试者优化节点边界的方法，这样就既保证对应性，又允许一定节点边界的灵活性（这种方法的示例是提取概率函数模式，参见延伸阅读）。

比较患者组和健康对照组之间的节点功能连接时，定义节点可能面临挑战。当基于数据驱动的节点定义方法应用于组水平（包括患者组和健康对照组）时，上述所有方法都可能在各组间出现系统性变化（如运动，因为患者的运动常比对照者多）。这种情况下，倾向于只使用健康对照组来定义节点。但是，这将导致节点更偏向于对照组（即更适合对照组），给随后的组间统计比较引入了一种偏差（也见第 4 章相关讨论）。可能的替代方法是定义节点时使用单独一组对照组（来自另一项研究，不包括在随后的分析中），或者使用现有的功能图谱（参见 4.3.2 "不同选项的详细讨论"）。从本节讨论可以清楚地看出，定义节点的最佳方法是很多研究关注的焦点。

关于定义节点的最后一个讨论点，上述每种定义节点和脑分割的方法都可在基于体积和皮层表面的脑内进行（参见第 3 章）。需要采用基于体积还是基于表面的方式来定义节点，很大程度上取决于定义节点的方法和感兴趣的部位（仅皮层还是包括皮层下结构）。由于脑内很大部分的信息交流涉及皮层和皮层下结构之间的通路，仅考虑基于表面的皮层分割，可能无法充分理解脑连接组的情况。因此，"人脑连接组项目"所开发的脑的混合表示方法（灰质坐标系包括基于表面方式表示的皮层和基于体积方式表示的皮层下结构和小脑）可能很有价值。

示例框：节点分割的示例

本入门书网站上有一些通过不同数据驱动方法进行分割的示例。这些示例包括硬分割和软分割，连续节点和不连续节点。还包括不同维度的 ICA 分解，以便了解维度如何与数据的固有结构相互作用。本框的目的是让读者熟悉不同分割之间的相似性和差异性。

▶▶▶ 5.3 提取时间序列

定义了节点后，节点分析的下一步是从每个受试者的静息态数据中提取每个节点的代表性时间序列。重要的是，此时间序列能很好地反映功能区的时间动态变化，因为它是计算节点之间的边线（连接）的基础。

从每个节点提取时间序列有两种常用方法。第一种，也是最直接的方法，是平均组成节点的所有体素的 BOLD 数据来提取节点的时间序列。平均时间序列方法易于实现，因此最常用。但是，平均时间序列的缺点是它对节点中潜在的噪声很敏感。

第二种方法是使用双重回归（具体就是第一阶段的输出，参见第 4 章双重回归的更详细讲解）来提取时间序列。当节点是通过高维度 ICA 来定义时，常使用这种方法提取时间序列。双重回归的第一步是对所有组水平 ICA 空间位置图进行多重空间回归，以与每个受试者的静息态数据相符合。双重回归可以理解为加权平均（对节点贡献小的体素权重降低）。重要的是，双重回归是以多元回归形式进行的［详细内容参见第 3 章末尾的"通用统计框：多元线性回归分析（与一般线性模型 GLM）"］，其中所有节点图被同时输入该多元回归模型。这样，对于节点之间的空间重叠，双重回归会根据它们时间进程之间的相关程度区分各自所致的变化（同时考虑其他节点的影响）。因此，需要将所有的组水平 ICA 空间位置图都输入双重回归，包括那些噪声或其他后续分析不感兴趣的成分的空间位置图。

在没有噪声、节点边界清晰且无重叠的完美数据中，这两种方法所提取的节点时间序列将非常相似。但是，考虑到静息态 fMRI 数据噪声很高，为了减少噪声的影响，采用双重回归方法可能更好（特别是处理类似于 ICA 分解的软分割时）。需要认识到各种方法本质上都是以某种方式来对节点内体素的时间序列进行平均而获得节点的时间序列。这样，较大的节点比较小的节点包含更多体素，平均效应也会更明显，获得的时间序列更平滑，高频功率更低。

▶▶ 5.4 定义脑网络的边线

提取每个受试者的一系列时间序列后（每个节点一个），基于节点分析的下一步就是计算每对可能的节点之间的功能连接（即定义边线）。边线所反映的信息类型可以有三种不同的形式：①是否存在连接；②连接的强度；③连接的信息流方向。所有可能的节点对之间的边线连接情况可合成一个方形矩阵（其中行数和列数等于节点的数量），称为网络矩阵（见图 5.2）。

反映连接的边线如果是简单的二进制（0 或 1），就代表一对脑区之间的功能连接存在（1）或不存在（0）。但是，部分脑区之间可能是弱连接，而其他可能是强连接，这就常需要边线在一定范围内描述功能连接的强度以提供更多信息（例如介于 -1 和 +1 之间，其中 -1 代表完全负相关，+1 代表时间序列完全相同）。最后，可以用两个边线来反映信息从 A 区到 B 区和从 B 区到 A 区的正反向因果流动。这将导致网络矩阵不再沿对角线对称（因为 A 到 B 的强度不一定等于 B 到 A 的强度）。本节最后将简要介绍一些因果连接测量方法，第 6 章会更详细地讨论因果关系。

估算所有节点之间的边线（无论是二进制、强度还是方向）后，就得到网络矩阵（所有节点之间边线的矩阵，每个受试者一个），可用于随后组水平的基于节点的分析。

需要记住，功能连接通常是指不同脑区两个指标之间的时间相关性（或其他统计相关性）（如第 1 章所述）。因此，边线反映了两个节点之间的相关性（节点时间序列之间的彼此相似程度）。

5.4.1 全相关

估算两个 BOLD 时间序列之间的相似性，最简单的方法是计算 Pearson 相关系数（即两个时间序列之间的协方差除以两个时间序列各自标准差的乘积）。这种方法也常被称为"全相关"，以区别于偏相关（后面讨论）。全相关的优点是计算简单、快速，阐述直观。全相关的主要缺点是它对脑内的直接和间接功能连接都很敏感。为了理解直接与间接连接的区别，我们设想一个真实的神经系统，其中A区连接到B区，而A区又连接到C区（见图5.3）。这种情况下，A 和 B 之间是直接连接，A 和 C 之间也是直接连接，因此，B 和 C 之间只有间接连接（通过 A）。本例中，全相关将显示 A、B、C 三区的所有组合都存在连接，而无法区分直接连接和间接连接。因此，全相关将显示 B 区和 C 区之间存在"连接"（见图 5.3）。全相关的另一个缺点（与偏相关相比）是，它对预处理过程中没有被去除且在多个节点的时间序列中都共同存在的噪声非常敏感，容易造成混淆。

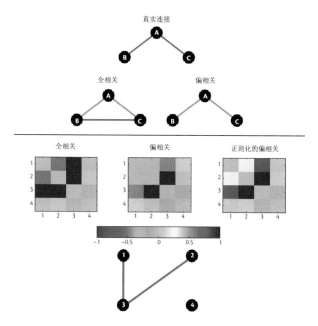

图 5.3 全相关和偏相关的区别。（上图）B 和 C 之间虽然没有直接连接，但是全相关可显示连接。（下图）偏相关只对直接连接敏感。这样，在 4 个节点的例子中，节点 1 和节点 2 之间的间接连接，是由于和节点 3 的直接连接所致，偏相关不显示这种间接连接。在偏相关中进行正则化可减少边线估算中的噪声（比较本图下图中偏相关与正则化后节点 3 和节点 4 之间的边线连接情况）。

5.4.2 偏相关

偏相关是全相关之外的另一种选择，它只对直接连接敏感，而对间接连接不敏感。这是通过将 A 区时间序列从 B 区和 C 区时间序列回归以去除 A 区的影响，再估算 B 和 C 之间的相关性来实现的。如果 B 和 C 仅通过 A 存在间接连接，这将去除 B 和 C 时间序列中相似的部分数据，从而导致相关性接近于零。但是，如果回归去除 A 之后，B 和 C 之间仍然存在相关性，那么 B 和 C 之间就可能存在直接连接。当研究较大网络时，需要去除其他节点时间序列的影响以计算偏相关。

偏相关与全相关相比，其优势在于它对直接连接非常敏感。但是，偏相关存在两个重要缺点：第一个是估算边线连接前回归去除其他节点的影响，会降低时间自由度，这样，偏相关分析中所包含的节点数量是有限的，特别是当静息态扫描的时间点相对较少时（即时间序列很短）；第二个是当我们偶然将一个脑区分成两个独立的节点（实际上应是一个节点）时，就会出现潜在问题。例如，图 5.3 中的节点 C 被分成 C_1 和 C_2，这将有效地去除 A 与 C_1 或 C_2 之间的连接，因为估算 C_2 时要先回归去除 C_1 的影响，反之亦然。因此，尽管全相关分析可能会检出太多的连接，以至于不能区分直接连接和间接连接，从而产生"假阳性"；而偏相关如果将区域过度分割成很多节点，由于真实的节点常是未知的（这可能并不罕见），可能会导致假阴性（不能检出存在的连接）。这就是很多共线性节点（极端情况下使用单个体素作为节点）会产生问题的一个原因。

数学上，可通过计算逆协方差矩阵来估算一组节点的偏相关的边线，而不是回归去除其他节点后再估算每条边线。与全相关相比，偏相关的边线估算会放大噪声的影响，这在高噪声的 fMRI 数据中可能造成问题（尤其是时间点少的扫描）。为了解决这个噪声问题，通常的方法是计算偏相关矩阵时进行一些正则化。简单地说，正则化就是为了得到低噪声的估算而使用额外信息。一种正则化方法是假设最终的偏相关矩阵是稀疏的，这意味着不是所有节点都与其他节点相连接，那么许多边线也应是零。这样，在计算正则化的偏相关时，那些估算接近零的边线将被强制为零。因此，正则化会形成一个低噪声的偏相关矩阵（图 5.3）。由于静息态 fMRI 数据通常采集时间相对较短且噪声明显，计算偏相关时常需要使用一些正则化方法。（由于前述自由度的问题）更短的时间序列和 / 或更多节点时需要进行更多的正则化，而更长的时间序列和 / 或更少节点时则可进行较少的正则化。

全相关和偏相关的范围都在 −1（表示完全负相关或反相关）到 +1（完全正相关）之间。在对边线进行组水平统计分析之前，常使用 Fisher r-to-Z 变换将相关系数转换为 Z 统计量，这在很多情况下都可提高后续统计分析的敏感度和有效性。

5.4.3 边线定义的其他选择

估算连接还有许多其他方法，神经影像学文献中的例子包括相干性、Granger 因果关系、Patel 条件依赖性和 Bayes 网络。简而言之，相干性就相当于频率域中的相关性，与常规相关性不同的是，一个时间序列滞后于另一个时间序列不会降低二者的相干性。而其他三种方法的目的是推断功能连接的方向（即有效连接）以及连接的强度。Granger 因果关系试图通过比较节点时间序列的时移版本来确定因果关系，如节点 B 的时间序列类似于节点 A 时间序列的较早版本，则推测节点 A 造成了节点 B 的变化。虽然这种时序关系直觉上很有吸引力，但是 fMRI 的时间序列是通过缓慢并且不甚了解的血流动力学反应来调节的（不同脑区的延迟可能不同）。因此，不太可能利用时间延迟来确定 fMRI 数据中的方向性。Patel 成对条件依赖性分析不是简单的相关性判断，而是利用高阶统计量确定每条边线的方向性。它不存在 Granger 时间不准确的困扰，但它是个高噪声指标，在很多数据上都不太准确。最后，Bayes 网络利用条件独立的概念（即一组边线与另一组边线统计上相互独立）来检验不同网络配置。Bayes 网络利用了类似偏相关而不同于全相关的理念，在建模过程中同时考虑多个节点的时间序列，以发现连接和方向性的完整模式。虽然 Bayes 网络是一种很有前途的方法，但它在 fMRI 网络中的应用尚未充分验证，对于非常"密集"的连接（大多数节点是连接的）效果可能不好。

采用仿真数据比较多种不同边线定义方法的一项研究表明，全相关和（正则化）偏相关是最可靠的方法。此外，这些仿真研究的结果表明，基于 BOLD fMRI 数据来估算功能连接的方向性具有挑战性，而基于延迟的因果判断（如 Granger 根据时间差异来确定方向性）在处理 BOLD 数据时是不准确的。

▶▶ 5.5 网络模型分析

当计算出每个受试者的所有边线的节点网络矩阵后，下一步的节点分析可以有很多选择。功能网络模型分析（例如在 FSLNets 中实现）将所有信息保存在网络矩阵中（也称为"netmat"），并在

此基础上进行组水平分析。因此,它采用网络矩阵来研究问题,如:
①患者组和健康对照组之间哪些边的强度不同? ②在不同研究对象
中,哪些边线的变化与所关心的连续行为变量(例如智商)相关?

为了在组水平分析中比较不同受试者间的网络矩阵,有时需
要先将受试者的网络矩阵合并成一个大矩阵(受试者数量乘以边
线数)(图 5.4)。当通过全相关或偏相关来确定边线时,可以去
掉一半的网络矩阵(它包含与另一半相同的信息,因为矩阵斜线
对称),将每个受试者的一半节点矩阵重新组合成一长排。然后
将多个受试者排列到后续的行中,形成一个大的受试者数乘以边
数的矩阵。此矩阵可用于下述的组分析。

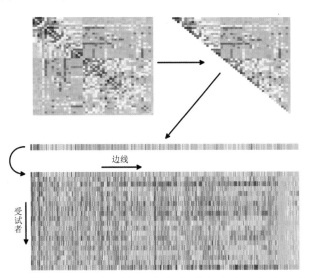

图 5.4 每个受试者的网络矩阵去除对称的多余部分,展开使所
有边线相邻,形成一条直线。然后,将各受试者的每行叠加排列
成一个矩阵,准备用于组水平分析。

示例框：计算受试者和组水平网络矩阵

　　该示例用于计算和显示不同受试者的网络矩阵，并且进行简单的组分析来估算组水平网络矩阵。入门书网站有一组受试者的时间序列，可以用于进一步的网络模型分析。读者可以采用全相关和偏相关分析来估算网络矩阵，比较不同边线定义方法之间的异同。本示例是为了让读者熟悉网络模型分析中所得的各种类型的结果。

5.5.1 单变量组水平网络分析

　　组水平的网络模型分析有多种不同方法。第一种是群体单变量分析，分别处理每条边线，即每条边线各自进行相同的独立统计学检验。群体单变量方法通常使用一般线性模型（GLM），与基于体素的分析方法完全相同，但该GLM并非比较体素，而是比较边线。GLM 框架能够进行多种类型的比较分析，包括两组或多组（配对或非配对）比较、方差分析以及连续变量回归分析[参见第3章的"通用统计框：多元线性回归（与一般线性模型 GLM）"]。当分别对每条边线进行 GLM 分析时，为控制多次检验所致的假阳性率升高，需要考虑到边线的数量来对 P 值进行校正（即多重比较校正）。常采用置换检验获得每条边线组间比较的 P 值（参见第 4 章的"通用统计框：多重比较校正"）。

5.5.2 多变量组水平网络分析

　　第二种组水平网络模型的分析方法是多变量分类（或预测）

分析，它综合考虑多个边线的信息，以确定例如区分 A 组和 B 组受试者的最佳边线模式。分类算法通过一系列（边线）特征来找到最佳预测受试者属于 A 组还是 B 组（或者是预测一个或多个连续变量）的边线模式。最常见的分类方法是采用线性分类器，例如线性判别分析（LDA），但也可采用非线性方法。

分类分析过程通常包括四个步骤。首先，进行特征选择，以减少分类分析中的边线数量（因为大量冗余的边线也会降低分类效能），这可以通过对网络矩阵进行阈值选择来实现，例如仅包括总体最强或最大组间差异的前 10% 的边线；其次，将研究对象分为训练集和测试集；第三，训练集数据（包括研究对象的分组情况）用于训练分类器，这样，分类算法将学习建立如何将边线模式转化为受试者分组标签的函数；第四，分类器根据训练数据所获得的函数，对测试组受试者进行分组标签。分析结果的主要指标是分类的准确性，即测试组受试者被准确标记的百分比。

对于多参数线性分析方法，可以确定哪些边线对于分类使用到的多参数模式有贡献（分类权重）。但是，对于分类预测准确性影响较大的边线，勿过度夸大它们的作用。例如，某些边线在分类模式中的权重接近于零，然而实际上，这些边线有明显的组间差异。这是因为多个边线包含相同的信息，此时分类模式中可能只体现出一条边线的作用。另一方面，分类模式中具有较高预测权重的边线，也可能并不包含任何直接的组间差异的信息。例如，消除两组相关噪声的边线将会明显提高分类模式的准确性，因而具有较高的权重（分类器将会使用此边线）。因此，分类权重并不能全面反映分类中最重要的边线，还有其他方法可以用来获得解释性更强的边线系数（更多内容参见延伸阅读）。

群体单变量方法（例如 GLM）的优点是易于解释，因为每条边的结果仅与该边所含的信息有关。但是，单变量方法对边线强度的细微变化并不敏感，因为多重比较需进行校正以控制偶然发现的阳性结果，这些变化常无法通过相对严格的多重比较校正（参见第 4 章末尾的"通用统计框"）。另一方面，多变量分析技术由于同时考虑了多变量方式，因此对边线权重的微小变化较为敏感。但是，分类模式中对边线的权重解释却更具挑战性，因为必须从整体上对分类模式进行阐述（尽管分类或预测的准确性理解起来更为直接）。

5.5.3 网络模型分析的优缺点

网络模型分析与 ICA 等体素分析方法相比的主要优点是能够进行不同类型的功能连接研究。具体来说，相较于体素分析方法，网络模型分析能够更加以假设驱动的方式研究特定感兴趣区之间连接强度的变化（参见 5.9 节）。此外，基于节点的分析方法在绘制人脑功能连接组的图谱中起着重要作用。绘制脑连接组图谱涉及识别大脑中所有功能区之间的（功能）连接。因此，网络模型分析在全脑水平构建所有脑区之间的网络矩阵是连接组学的重要方法。

即便如此，也需要关注网络模型分析的缺陷。网络模型分析的最主要缺陷是：开始时需要在空间内定义节点，并且不能在分析过程中更改形状或大小。如前面 5.2 节所述，如果节点的空间边界不能准确反映大脑的内在功能组织，则网络模型分析的结果会完全无法解释。

▶▶ 5.6 图论分析

图论技术可以提供另一类基于节点的分析方法，它同样使用所计算出的边线来构建网络矩阵（常称为"图"）。但是，图论方法不是对组间网络矩阵进行直接比较，而是提取描述网络功能各方面的更高级层面上的总结性参数指标。通常，图论分析采用相关性计算网络的各边线，然后将网络矩阵进行阈值处理，形成二进制矩阵（即边线为 1 或 0，表示两个节点之间存在或不存在连接）。二值化处理后，通常只保留 10%~20% 的最强连接边线。这种二值化（也称"未加权"）网络矩阵，可用于提取局部或全局的网络特征指标。最常见的图论参数指标如图 5.5 所示。

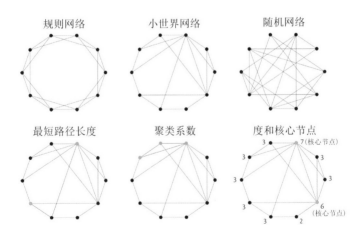

图 5.5 图论分析采用网络矩阵（阈值处理后）来计算网络功能的总结性评价指标。这些指标包括最短路径长度、聚类系数、度和小世界属性等，能够评价网络的结构和效率。

节点水平总结性参数指标

- 两节点之间的最短路径长度，是从节点 A 到节点 B 所需经过的最少边线的数量。

- 节点的聚类系数，量化了与该节点相连的其他节点的数量，它也同时意味着这些节点之间彼此具有边线连接。也就是说，节点的聚类系数较高，意味着如节点 A 和节点 B 同时与节点 C 相连接，则它们之间很可能彼此都存在连接。计算聚类系数实际上是体现三角形连接的节点数量。

- 节点的度，定义为它与其他节点的连接数量。当某节点的度大于网络的平均度数时，则称为核心节点。核心节点之间通常连接（一般经长距离连接）到一起，形成所谓节点的"富人俱乐部"。

网络水平总结性参数指标

- 网络的平均路径长度和聚类系数：通过对局部的节点最短路径长度和聚类系数进行平均，可获得全局的平均路径长度和聚类系数。此外，全部节点的度数的分布信息，也可为网络中的特异性度数提供参考信息。

- 全局效率：是平均最短路径长度的倒数，是衡量网络整体效率的指标。

- 小世界属性：即很多复杂系统（例如社交网络、互联网和脑网络）中存在的网络特征。小世界网络表示节点局部密集连接，而一些核心节点之间存在少量的长距离连接。通过核心节点的这种连接方式可提高网络效率，因为这意味着无须过多随机连接，节点间就可连接良好。因此，小世界网络的特点是具有较小的平均最短路径长度和较高的聚类系数。通过计算网络的平均最短路径长度和平均聚类系数，与随机网络进行比较，可以计算该网络的小世界属性。

通过计算每个受试者的这些图论评价指标，进行组间比较，就可发现例如患者组和健康对照组之间的网络组织差异。因为图论指标通常将功能连接转化为每个受试者一个常量值，这样可以使用常规统计学方法（例如 t 检验）比较这些指标。所以，图论的优点之一是它不会受多重比较问题的困扰（因为每个受试者的结果是单个数值，而不是全脑图或网络矩阵）。然而，如果比较多个图论指标，则需要进行多重比较校正。此外，图论中获得的任何一个评价指标都可作为评价连接的生物学指标。

5.6.1 特征向量中心性图

特征向量中心性图（eigenvector centrality mapping，ECM）是一种与度密切相关的方法。ECM 本质上是一种体素水平分析方法，但是它与图论的上述指标紧密相关，因此我们在本章中进行论述。ECM 的目的是确定在网络结构中起核心作用的体素。ECM 为每个体素分配一个数值，该数值既代表它连接到其他体素的数量，又代表这些所连接体素的度（即与核心节点的连接获得更大的权重）。ECM 分析的结果是一个图，表示每个体素与网络结构中重要区域的关联程度。

5.6.2 图论分析的优缺点

图论分析将每个受试者的复杂网络转化为一个数值，这种方式具有一定的吸引力，但仍存在潜在不足。首先，图论分析中的网络矩阵常是全相关矩阵，它包括节点之间的直接和间接连接（如本章前面所述），对广泛的（全脑）混杂信号较为敏感。其次，将网络矩阵阈值处理为二进制图的过程，会从无阈值（"加权"）矩阵中删除很多潜在的重要信息。最后，将二值化的边线信息进一步简化为图论指标，会再次删除有价值的信息。这样，图论指标与原始数据差别较大，可能很难通过图论指标的变化准确反映脑功能的改变。尽管如此，图论方法目前仍在持续改进，包括节点定义、边线的估算和使用加权网络矩阵（非阈值）来计算图论指标等方面。

▶▶ 5.7 动态因果模型

到目前为止，我们主要讨论了基于静息态 fMRI 来计算功能连接的方法，并未涉及连接的方向性。但是，通常研究目的是要确定有效的连接，这就要反映神经结构中的信息流向（例如节点 A 驱动节点 B）。第 6 章将更详细地讨论有效连接，以及它的生物学基础和相关结果解释。注意，有效连接的网络矩阵不是对称的，因为从节点A到B的连接强度并不等于从B到A的连接强度。这样，网络矩阵由于反映连接的方向性，会造成矩阵的不对称。前述的多种观察静息态fMRI数据的方法，并未尝试对这些生理学基础的方向性信息进行建模分析。动态因果模型（dynamic causal modeling, DCM）分析是一种基于节点的分析方法，旨在建立与神经元水平生理基础相符合的网络模型，从而观察和估算fMRI数据中边线连接的方向。

DCM不同于本章介绍的其他基于节点的分析方法，主要表现在三个方面。首先，DCM具有生成性，这意味着它可模拟节点内神经元群的放电，然后通过血流动力学响应函数模型和成像过程来预测BOLD数据。这种方法的优势是，理论上DCM具有最强的生物学基础，结果可用于阐述网络的神经生理学机制。其次，如果特定的网络模型（数据和维数都符合）允许，DCM可分别估算两个不同方向（A>B和B>A）的有效连接权重。第三，DCM采用Bayesian分析方法，这意味着模型的参数拥有相应的先验假设（使用经验知识来约束分析），结果具有后验分布（反映拟合模型参数的不确定性）。DCM方法通过比较不同的模型配置（即节点之间边线的不同选择），确定最佳Bayesian模型证实的一组边线。这样，DCM旨在确定使数据结果与实际观察相匹配的最佳边线配置。

5.7.1 DCM 的优缺点

尽管DCM能反映网络的生物学基础（这是连接组学的重要目标），但目前使用DCM方法来理解静息态连接尚有一些局限性。首先，DCM的优势同样也带来了一定的局限性，即将神经元群放电与 BOLD 数据联系起来的血流动力学模型。众所周知，不同脑区血流动力学反应函数的振幅、延迟和总体形状都不同，并且这在不同人和不同时间都是不同的。对这种复杂的血流动力学反应函数的了解非常有限，DCM 中所用到的特定模型可能并不能反应从神经元活动到 BOLD 信号的复杂生物学过程。这可能会导致 DCM 中边线强度的估算不正确，因此得到错误的边线配置结果。DCM 的第二个主要局限性是，必须比较不同的模型参数配置以找到最佳拟合。如果研究全脑，随着所含节点数量的增加，节点之间边线的可能组合方式会大大增加。这样，需要比较的模型数量（即所谓的全模型空间）会变得非常多，分析各种可能性将会很耗时。此外，可能存在多种不同的边线配置与所观察到的数据相对应，导致无法区分，从而难以得到正确结果。静息态分析中大量的节点会导致 DCM 模型产生大量参数，这可能会造成估算和分析困难（静息态数据进行 DCM 分析时，这一点尤为突出；而任务 fMRI 数据不同，后者能利用已知实验状态的优势）。尽管如此，通过进一步研究和投入可能会解决其中某些的局限性。如果能够有效地减少这些局限性的影响，那么就可提高 DCM 研究结果的可靠性，从而使 DCM 成为能获得关于不同神经元群之间相互作用关系的有效方法。

▶▶ 5.8 动态和非稳定分析方法

前面所介绍的所有基于体素和节点的分析方法，都是预先假定网络和边线的状态在一段相对较长时间内是稳定的。但是，考虑到大脑在静息态扫描期间可能存在认知活动（即受试者在"思考"），这样扫描过程中连接强度（两节点间的边线强度）很可能会随时间而改变。功能连接随着时间的变化对研究受试者当时的心理状态，或者追溯功能连接状态与不同的认知过程和／或情绪状态的联系具有重要意义。因此，越来越多的研究开始关注这种动态连接情况。

关于功能连接随时间的变化，文献中存在多个不同术语，这些术语常被互换使用。"动态"是指描述信号随时间而变化。"非稳定"有非常确切的数学定义，与动态不同。非稳定的时间序列，是指描述信号分布的任何一种统计指标，例如均值和方差，随时间发生了根本性的变化。根据这个明确的定义，很难找到非稳定性功能连接的证据（这需要对分布参数进行建模，从而显示出明显的变化，而不是简单地观察样本变化）。因此，采用更通用的"动态"来表示功能连接随时间的变化是一个不错的选择。为确定这些变化不是由噪声造成的，任何情况下动态的估算都需要进行严格的统计分析（详见 5.8.1 节）。

5.8.1 窗分析法

动态功能连接的一类常用方法是采用基于节点的窗分析方法。所谓窗分析法，就是将时间序列分为多个部分（窗），分别计算每个窗中的边线强度。例如，采集 10 分钟的数据，选择窗长度为 30 秒，则每对节点需要计算 20 次边线强度。这样，每个受试者不是得到一个节点连接矩阵，而是得到 20 个节点连接矩阵（每30 秒一个窗）。本例中，每个时间点仅位于一个窗内，这样窗不会重叠。更常用的是采用滑动窗技术，窗从一个时间点滑动到下一个时间点，即第一个窗覆盖 1~30 秒，第二个窗覆盖 2~31 秒，以此类推。与基于稳定节点的全部时间序列分析相比，采用窗技术分析会产生很多问题，部分需要在分析流程中增加额外步骤。下面将讨论其中的四种问题，最后还将讨论另外一种方法（相干性），该方法会解决其中的部分问题，但不是全部。

窗分析面临的第一个问题是噪声。虽然任何 fMRI 数据分析时都必须考虑噪声的影响，但是相对于完整扫描的 10 分钟数据，如果仅采用 30 秒来估算，则很容易理解窗分析会使边线结果对噪声的敏感性大大提高。这样，结果中边线强度随时间而发生的变化则很可能是噪声所致，而不是反映两个节点之间连接真正的动态变化。窗长度的选择需要权衡，较长的窗可降低连接估算中的噪声，但代价是降低所感兴趣边线强度动态变化的敏感性（较长的时间窗会造成不同状态的混合）。由于这个原因，研究常会选择设置一定范围的窗长度，显示结果不会随着窗长度的变化而发生显著变化。静息态 fMRI 通常使用的窗长度在 30 秒到 60 秒之间。窗长度的选择与序列 TR 有关，因为 30 秒窗长内的时间点数量是 30 除以 TR。这样，在做窗分析时，建议用短 TR 采集数据，例如多频带序列（如第 2 章所述）。

重要的是，即使采用短 TR 和一定范围的窗长度，噪声仍然会对结果产生较大影响，造成边线连接的波动。为了证实所观察到的波动是来自功能连接的动态变化，而不是来自随机噪声，将这些结果与噪声驱动的数据的波动结果进行比较（进行统计比较）是非常重要的。因此，需要获得一个零分布，用来描述无任何实际连接动态变化的数据中所观察到的波动范围。创建这样一个稳定的零分布有多种方法。一种方法是使用数据本身进行窗分析,计算两个受试者所提取的节点时间序列之间的边线。由于两个节点的时间序列来自于不同大脑,因此这些"边线"是由噪声所驱动的,任何随着时间的动态变化都是噪声的结果。另外一种方法,文献中可能会提到,是对时间序列的时间点进行随机化处理,或使用与 BOLD 数据相同属性的替代数据,它们并不包含连接的动态变化信息。然后,将真实结果与零分布进行比较,以确定所观察到的动态变化是否明显大于噪声数据的变化。

窗分析的第二个问题常被忽略,它与特定频率的信号在一个时间窗内的周期数有关。如第 1 章所述,大部分 BOLD 信号位于低频范围(0.001~0.03Hz)。频率为 0.01Hz 的信号需要 100 秒才能完成一个完整的周期。因此,如果窗的长度在 30~60 秒之间,则任何一个窗仅能包括周期中高或低的一个部分。如果窗分析只能"观察"周期的一部分,那么就会错误地估算两个节点之间的边线。因此,进行窗分析时,需要在提取时间序列前对 BOLD 数据进行高通滤波。高通滤波将从数据中去除任何低于设定阈值频率的缓慢波动(如第 3 章所述)。因此,窗分析中功能连接的估算是由相对高频的波动所驱动的,与本书前述其他分析方法不同,后者受低频波动(血流动力学反应函数的结果)的影响更大。

窗分析中的第三个问题与数据分析的输出量有关。窗分析不是每个受试者获得一个网络矩阵,而是每个受试者的每个时间窗生成一个网络矩阵。这样,对如此大量的结果进行统计分析、阐述和显示时，就会更具挑战性。静息态研究关注的一个方面是，发现扫描中多个时间点存在的反复连接状态。通过窗分析识别这种反复的功能连接模式，常见的方法是使用聚类或主成分分析（PCA）对所得的网络矩阵进行分组研究。另一个选择是，对隐藏状态及其转换方式进行明确建模（例如采用隐马尔可夫模型）。

窗分析的第四个也是最后一个问题，涉及所观察到的功能连接动态变化的阐述。很多因素能够导致边线强度的变化。例如，一个节点的边线强度变化可能意味着这个节点是两个或多个不同网络的一部分，随着时间的推移，它在从一个网络切换到另一个网络时连接发生改变。或者，该节点仅属于单一网络，但是网络内的连接强度随时间而变化。要充分了解这些动态变化及其对系统性神经科学和受试者行为的影响，虽然存在一定难度，但是对于绘制完整的全脑连接组学具有重要意义。

5.8.2 时频相干性分析方法

时频相干性分析方法是窗分析的另一种替代方法。相干性方法所产生的时间频率谱，无论是在频率范围还是观察扫描的时间点方面，都为显示两个时间序列之间的关系提供了丰富的视角。小波分析可以根据频率有效地改变窗长度，这样将节点的时间序列分成多个频率，可以选择最佳窗长度来观察每个频率（低频的窗较长，而高频的窗较短）。实现方法是，首先对每个时间序列进行小波变换（与傅里叶变换类似，但基于时间和频率）。这些节点信号经时间频率转换后，经过比较来分析相干性（两个节点是否在相同频率和相同时间内具有很高的相关性）以及相对相位（它们在特定频率和时间上是正相关还是负相关）。相干性方法无须进行窗分析所必需的高通滤波（因为这种方法可以优化选择窗长度）；但是，相干分析和窗分析都面临噪声、总结大量输出结果和结果阐述的挑战。

总之，人们对功能连接的动态变化越来越感兴趣。如果读者正在进行此类研究，那么需要注意采用正确的术语区分动态和非稳定连接。此外，要仔细考虑哪种方法最适合研究预期的连接变化类型。一方面是，需要考虑观察到感兴趣的连接变化类型的时间尺度。受试者认知状态的变化很可能相对轻微，因为行为、情绪和心理状态的变化类型常较缓慢（需数小时或数天，而不是 10 分钟扫描完成）。一种选择是通过实验干预（状态依赖性静息态 fMRI）造成认知状态的变化（这将在 6.1.2 节详细讨论）。

▶▶ 5.9 基于体素与基于节点分析方法的选择

此时，读者应该对基于体素和基于节点研究功能连接的方法的差异有了较好的了解。对于读者自己在此领域中的研究来说，第一个重要步骤就是要决定采用何种方法。正如第 4 章开始时所述，并没有单一正确的方法，第 4 章和第 5 章所讨论的方法都是最常用的，在功能连接领域中发挥着各自的作用。但是，对于任何特定的研究，有些方法更合适或更不合适。也就是说，某些方法会更适合某一特定的研究问题。

为了确定基于体素，还是基于节点的方法更适合你的研究，需要明确一个关键问题：你是否知道哪些脑区可能在你的研究中起关键作用（根据你自己的研究或既往文献）？如果你对认知系统特定脑区之间的功能连接感兴趣，那么基于节点的分析方法可能更合适。例如，研究参与情绪调节的一组脑区，以确定放松时与压力应激后受试者哪些连接会发生改变。另一方面，如果你对感兴趣脑区没有太多先验信息，那么基于体素的方法可能有助于早期发现关键区域（随后采用基于节点的方法进行研究）。或者，你可能知道某个大的网络在研究中发挥着关键作用（如 DMN），但是可能并不清楚网络会存在哪种变化（空间位置形态发生变化，还是特定区域之间的连接强度发生变化）。这种情况下，基于体素的分析方法可能是更好的选择，即使知道感兴趣脑区的位置。这与基于体素和基于节点的分析方法所得到的输出不同有关。基于体素的分析是产生图像信息的空间方法，而基于节点的分析是产生连接矩阵的时间方法，即不会形成位置图像。基于体素的方法所产生的图像，能够反映局部连接强度的变化，以及网络空间形状和大小的变化信息。而在基于节点的方法中，节点是在分析之前定义，并且它们的形状和大小不会在分析中发生改变。因此，基于节点分析方法的缺点之一是，节点的空间定义与受试者个体功能脑区边界的匹配程度会对结果产生很大影响（如5.2节所述）。基于节点分析的结果，通常是连接矩阵或连接矩阵的评价指标。因此，基于节点的方法非常适合用于研究一组已知脑区之间连接强度的差异，而基于体素的方法更适合用于研究大规模网络的局部变化（包括网络形状的变化）。重要的是，这两种不同的数据处理方法可结合应用，基于体素的方法用于验证节点定义的选择，而基于节点的方法则可以明确这些节点之间的连接变化。

总结

- 基于节点的功能连接分析方法采用模式图方式来模拟功能连接，包括：节点（组成功能区的一组体素）和边线（每对节点之间的连接强度）。
- 每种基于节点的功能连接分析方法都包括以下几个步骤。
  - ◆ 定义节点：采用数据驱动方法分割脑区最好，包括聚类、ICA 和梯度方法。
  - ◆ 提取时间序列：通常是对节点中所有体素的时间序列进行平均。
  - ◆ 定义边线：常用方法包括全相关和偏相关（对所有其他节点进行回归后时间序列的相关性）。
  - ◆ 网络连接矩阵：每对节点之间的边线连接强度用于构建矩阵。
- 计算得到网络连接矩阵后，可进行多种基于节点的进一步分析。
  - ◆ 网络建模分析：是对每个受试者的网络连接矩阵进行组水平统计分析。

◆ 图论分析：是对网络矩阵进行二值化处理后，估算局部和全局的评价指标，常用的指标包括：度、全局效率和小世界属性。

◆ 动态因果模型：是一种有效连接分析方法（即推断连接的方向）。它是比较不同的节点参数配置，采用从神经元放电开始的模型，确定哪种配置与 BOLD 数据最匹配，从而推断生物物理模型的参数。

◆ 动态指标：旨在确定连接随时间的变化，常用方法是计算多个短时间窗的网络矩阵。

延伸阅读

● Cr addock, R.C., James, G.A., Holtzheimer, P.E., 3rd, Hu, X.P., & Mayberg, H.S. (2012). A whole brain fMRI atlas generated via spatially constrained spectral clustering. Human Brain Mapping, 33(8), 1914−1928. Available at: https:// doi. org/ 10.1002/ hbm.21333.

◆ 一种常用的分割方法。

● Eickhoff, S.B., Thirion, B., Varoquaux, G., & Bzdok, D. (2015). Connectivity−based parcellation: critique and implications. Human Brain Mapping. Available at: http:// doi.org/ 10.1002/hbm.22933.

◆ 关于分割方法的重要综述。

- Fornito, A., Zalesky, A., & Bullmore, E. (2016). Fundamentals of Brain Network Analysis. Elsevier, Amsterdam.

  ◆ 涵盖连接组数据的图论分析。

- Friston, K.J. (2011). Functional and effective connectivity: a review. Brain Connectivity, 1(1), 13–36. Available at: http://doi.org/10.1089/brain.2011.0008.

  ◆ 关于功能连接和有效连接差异的综述。

- Glasser, M.F., Coalson, T.S., Robinson, E.C., Hacker, C. D., Harwell, J., Yacoub, E., et al. (2016). A multi– modal parcellation of human cerebral cortex. Nature, 536, 171–178. Available at: https://doi.org/10.1038/nature18933.

  ◆ 基于多模态人类连接组计划数据的皮层分割。

- Harrison, S.J., Woolrich, M.W., Robinson, E.C., et al. (2015). Large– scale probabilistic functional modes from resting state fMRI. NeuroImage, 109, 217–231. Available at: https://doi.org/ 10.1016/ j.neuroimage.2015.01.013.

  ◆ 描述概率功能模式的一篇论文（替代 ICA 分解的另一种方法，可同时估算组水平和个体水平图像）。

- Haufe, S., Meinecke, F., Gérgen, K., et al. (2014). On the interpretation of weight vectors of linear models in multivariate neuroimaging. NeuroImage, 87, 96–110. Available at: https:// doi.org/ 10.1016/ j.neuroimage.2013.10.067.

  ◆ 关于组水平分析中多变量分类方法阐述的探讨。

- Smith, S. M., Miller, K. L., Salimi– Khorshidi, G., Webster, M., Beckmann, C. F., Nichols, T. E., et al. (2011).Network modelling methods for FMRI. NeuroImage, 54(2), 875–891. http://doi.org/10.1016/j.neuroimage.2010.08.063.

  ◆ 利用仿真测试准确定义节点的重要性并比较定义边线的方法。

- Thirion, B., Varoquaux, G., Dohmatob, E., & Poline, J–B. (2014). Which fMRI clustering gives good brain parcellations? Frontiers in Neuroscience, 8, 167. Available at: http:// doi.org/ 10.3389/ fnins.2014.00167.

  ◆ 关于三种聚类方法进行全脑分割的综述和比较。

  Yeo, B.T.T., Krienen, F.M., Sepulcre, J., Sabuncu, M. R., Lashkari, D., Hollinshead, M., et al. (2011). The organization of the human cerebral cortex estimated by intrinsic functional connectivity. Journal of Neurophysiology, 106(3), 1125–1165. Available at: https:// doi.org/ 10.1152/ jn.00338.2011.

  ◆ 一种常用的皮层分割方法。

第 6 章
结果阐述

6

纪东旭 赵博峰 付 聪 王雪杰 译

焦 青 尹建忠 李海梅 校

张 冰 唐晓英 杨 旗 审

　　无论采用何种功能连接方法或研究对象，静息态 fMRI 研究的一个重要问题都是如何解释研究结果。了解数据处理的局限性和注意事项非常重要。当阐述静息态功能连接研究的结果时，需要仔细考虑几点重要问题。具体而言，影响最终结果阐述的多种关键性因素有：①受试者的心理学情况（扫描时的精神状态和心理过程）；② BOLD 信号的生理学情况（BOLD 信号的特征和产生信号的生理机制）；③分析处理的方法学情况（所选择的预处理和分析途径）。

　　为了帮助指导这个具挑战性的结果阐述过程，本章将总结阐述静息态结果的这三个重要方面，并简要介绍一些高度互补的研究领域。

　　静息态功能连接结果的阐述，特别是在生物或机制层面，极具挑战性且常有争议。鉴于所涉及的复杂性，目前尚无法提供一套简单方案来"正确"阐述研究中的发现。而本章旨在让读者在进行结果阐述、撰写自己研究结果（或批判性阅读其他文献）时，能更好地理解一些关键问题。这些关键问题涉及功能连接的各个潜在重要方面，这些方面在最终进行结果阐述时常常被不同程度地忽视。

▶▶ 6.1 心理学影响

静息态 fMRI 研究的一个最常见争议是，扫描过程中缺乏对大脑内认知过程的控制。静息态扫描时尽可能减少对受试者的指令及外部需求，意味着无论是不同受试者还是同一受试者的不同扫描中，受试者在扫描仪中"做"的事情可能存在很大差异。研究表明，尽管存在这种内在的可变性，但功能连接网络仍具有高度的一致性和可靠性。不论如何，在阐述静息态研究结果时，需要考虑扫描时心理过程的影响。需要指出（或值得注意）的是，即使任务态 fMRI 应用了更具体的指令和刺激，仍然不可能完全控制心理过程。

6.1.1 状态与特质影响

静息态研究的一个常见内容是关于个体差异问题，例如："功能连接如何随智力或焦虑性格而变化"等。它的潜在假设是，人具有一系列行为、情绪和人格等特质，这些特质在个体内是稳定的，不随时间而变化。了解个体之间功能连接指标变化与这些特质之间的关系，是将功能连接用作临床功能性疾病（通常是超出特质连续变化范围的极端状态）的生物指标的重要一步。

虽然特质定义为随时间而保持稳定的特征，但受试者的状态反映了当前、暂时的觉醒水平和情绪影响。受试者的状态通常受情境和环境影响，并随时间快速波动。因此，静息态扫描时受试者的状态是存在较大变异性的潜在来源，在阐述研究结果时需要考虑到这一点。在本节中，我们将讨论几种随受试者和 MRI 扫描环境而变化的心理状态。具体来说，我们将重点关注觉醒状态（睡意）和情绪状态（特别是焦虑）。

不同受试者、不同扫描之间以及单次扫描中的觉醒水平可能有很大差异。因为尽管常提前告知受试者要保持清醒且不要考虑任何事情，但受试者躺在检查床上不做任何事情的时候，很难完全保持清醒和警觉。研究表明，受试者保持清醒的概率在扫描前的 5 分钟内急剧下降。受试者入睡的可能性也受其他因素影响，如：扫描持续时间和检查条件（闭眼或较暗的环境下更易入睡）、受试者对环境的体验程度以及受试者的情绪状态。

睡眠对功能连接和 BOLD 信号的影响，通常随睡眠的不同阶段（即浅睡眠、深睡眠和快速动眼睡眠）而有所不同。一般而言，睡眠降低丘脑 - 皮质连接，也会改变许多静息态网络的连接，包括视觉、背侧注意和默认模式网络。尽管如此，在不同的意识状态（如睡眠和不同程度麻醉）下，静息态网络的大体结构仍然保持。需要注意不同受试者间以及扫描过程中觉醒水平的影响。为了能够在分析阶段评估觉醒水平的影响，需要获得一些其他数据，例如扫描时的眼动数据或扫描后对于扫描前夜睡眠质量以及扫描中困倦程度的自我评分数据。

扫描环境中最可能变化的情绪是焦虑。fMRI 研究中，部分受试者可能有些幽闭恐惧，而另一部分受试者可能在密闭空间内感觉很舒适，还有些人可能先前参加过研究，对 MRI 扫描环境比较熟悉。

这些不同的受试者在进入 MRI 扫描仪后很可能会呈现不同的情绪状态。此外，随着受试者逐渐习惯周围环境和扫描噪音，焦虑状态在扫描过程中可能会发生变化。一般来说，受试者的不同特质，如焦虑、应激和抑郁等的研究，可能与受试者的焦虑状态密切相关，所以考虑受试者自身和受试者间的情绪状态变化就显得尤为重要。在这些个体差异的研究中，受试者（随时间变化）的状态（变化起主导作用）可能非常明显，因而不同受试者间特质相关的功能连接差异就很难检测到。对于这些研究，需要仔细考虑研究设计。例如，采用 MRI 模拟机在扫描前使所有受试者熟悉扫描环境。

6.1.2 状态依赖性静息态 fMRI

fMRI 实验可以将扫描过程中受试者状态的变化作为一个关键因素。例如，利用实验手段诱导不同的状态（如诱导应激反应），比较状态改变前后所获得的静息态 fMRI 数据。此外，还可采用稳定状态的实验设计，向受试者进行持续不断的刺激，如看电影或连续移动的点。这些稳定的刺激不同于经典的任务态 fMRI，因为任务不是间断进行（没有无任务基线期）的。相反，稳定状态方式更有助于在获得数据时更好地控制受试者的状态，随后分析这些数据的功能连接网络。

采用状态控制或稳定持续刺激的实验模式可解决特定的研究问题，验证功能连接的相关假设。这种实验设计实际上是单纯静息态数据采集方式的变化，根据所研究问题的情况进行调整。例如，针对焦虑相关功能连接的变化，可进行三种不同方式的实验；①单纯的静息态采集，比较高低不同程度焦虑特质的受试者数据；

②采用温和的稳态持续刺激，比较高低不同程度焦虑特质的受试者数据；③对同一组受试者进行压力干预，以产生焦虑状态（在压力干预前后采集静息态数据）。第一种方法的优点是有可能获得临床评价指标（临床标记物），因为采用单纯静息态方式在临床实践中更容易进行。与单纯的静息态相比，第二种方法的优点是稳定的刺激有助于更好地控制受试者的情绪状态和心理过程。第三种方法的优点是降低了不同受试者间差异的影响，因为高、低不同焦虑程度的比较是在同一受试者身上进行的，还可以较单纯的静息态更好地控制受试者的焦虑状态。尽管三种方法最终结果的阐述会有所不同，但是任何一个都是有意义的。因此，在进行功能连接研究前，应仔细考虑所有的实验设计和数据采集方式，并确定最符合特定研究目的的方法。

6.1.3 大脑休息时仍持续的心理过程

除了扫描时受试者的情绪和觉醒状态外，另一个需要考虑的心理学因素是受试者的认知状态。当大脑处于休息状态时，仍持续的思维过程大致分为刺激无关思维（stimulus independent thought，SIT）和刺激导向思维（stimulus oriented thought，SOT）。SIT 是一种内向性状态（也称为"思维游走"或"心理模拟"），它既可以指向未来（计划），也可以是过去（自我记忆检索）。SIT 常涉及许多高级认知过程，如心理意象、心智理论，甚至思维游走的察觉。另一方面，SOT 是一种外向性状态，对潜在、即将到来的外部刺激保持高度警惕，也称为"警惕"或"探索状态"。

为了评价受试者所经历的心理学思维过程，一种常见方法是使用"体验抽样探查"。这种方法是一种以随机间隔询问受试者自我主观体验的方法。例如，可能会问受试者目前是否正在考虑与此时无关的事情（若回答肯定，则是 SIT）。这些思维探查通常在任务态（有时是高、低不同参与度的任务）时使用，而不是在静息态时使用。默认模式网络中的区域通常是这些研究的关键兴趣区。

如上所述，SIT 和 SOT 是默认模式网络（default mode network，DMN）密切相关的两个重要认知机制。任务态 fMRI 和 PET 研究显示，DMN 的活动水平与任务参与度有关，当大脑参与任何外部任务时，DMN 相关脑区的神经活动减少，而静息态时 DMN 的神经活动较高。因此，静息态时任何形式的自发认知活动可能是 DMN 的直接阐述。既往文献研究 DMN 功能连接激活情况与 SIT、SOT 两方面的关系，DMN 的这两个认知假设可能并不是相互排斥的，思维可能在内部导向注意（SIT）和外部导向注意（SOT）两种状态之间进行切换。但是要注意，SIT 和 SOT 的相对时间分布在一天中可能存在不同，因此早上扫描采集的数据可能与当天晚些时候的扫描数据在心理学方面有所不同。

▶▶ 6.2 BOLD 的生理学影响

正如本书前面章节所讲述的，静息态 fMRI 功能连接方法旨在描述全脑不同空间位置所得 BOLD 信号时间进程的相似性。然而，正如第 1 章所述，BOLD 信号是对神经元活动的间接测量，反映了神经活动、血流和伴随的血容量变化之间的复杂相互作用。神经元集群的活动增加，就会导致局部的血流量和血容量增加。活动区域的含氧血供应超过了该区域的需氧量。这样，神经元活动导致活动区的含氧血增加，造成 fMRI 所测量 BOLD 信号的正向变化。从这个简短描述中可清楚地看出，从神经元放电到 BOLD 信号获得局部脱氧血红蛋白浓度变化之间存在着许多中间过程。

BOLD 信号的另一个重要方面是血流动力学反应函数在不同受试者和不同脑区之间的变异性。神经元活动增加后几秒内血流开始增加，而大约 6 秒血流达到峰值。与神经放电的毫秒速度相比，这是一个非常长的时间。这意味着 fMRI 的 BOLD 信号不仅是一种间接测量，而且是一种延迟的、时间上不精确的神经元活动测量。注意本节所讨论的 BOLD 信号表现的注意事项并不仅限于静息态功能连接研究。任何 BOLD 数据的研究，在解释结果时都应该考虑这些因素。

间接特性的重要影响是，BOLD 信号与氧合和脱氧血红蛋白差异造成的磁场变化有关，而不是直接定量测量。这意味着 BOLD 信号的值不能用绝对值来解释。因此，当测量我的前额叶皮层 BOLD 信号是 1 000 而你的前额叶皮层 BOLD 信号是 2 000 时，并不意味着你前额叶皮层的神经活动是我的两倍。很多因素都可以影响 BOLD 的测量值，从扫描硬件和预处理步骤，到扫描前是否喝了咖啡以及其他噪声等。由于 BOLD 信号不是定量的，常需要相对地进行数据分析。对于功能连接，这是通过比较同一脑内两个或多个区域的 BOLD 信号或者评价这些动态信号的相似性来实现的。

6.2.1 BOLD 的电生理相关性

通过同时记录电生理学和 BOLD 信号，证实 BOLD 信号与同步突触后活动（所测量神经元兴奋性输入的总和）密切相关，而与神经元放电率无关。因此，静息态 fMRI 主要反映了神经元集群输入总和的波动情况，而非这些神经元的输出。

对于某些神经元集群，输入和输出直接相关，此时 BOLD 信号与神经放电和突触后输入的总和都有强相关性。但是，在其他脑区，局部神经元的输入和输出（放电）之间的联系可能更为复杂。例如，如果集群中一些神经元增加了放电频率，而另一些神经元减少了放电频率（抑制性神经元所致），这可能导致整个区域神经元放电的净变化接近于零。然而，此时可测量到基于神经元集群的突触后输入的增强了的 BOLD 信号。这种情况的例子可见于小脑，由于抑制性中间神经元的作用，导致放电率和血流量的关系分离，会出现血流量增加，但浦肯野神经元的放电活动却减少了。

观察功能连接结果时，需要牢记 BOLD 信号主要由神经元集群的输入总和构成。例如，皮质区和小脑区 BOLD 信号之间的相关性，提示输入这些脑区神经元的信号是相关的。但是，由于小脑的输入和输出之间的非线性关系，这个例子中的这些区域的神经元活动（它们响应输入所产生的放电）可能会有很大不同。

6.2.2 BOLD 的血管基础

为了有助于阐述静息态功能连接的变化，需要理解神经元集群兴奋性输入增加如何导致局部血流的增加。这种突触后活动与局部血流量和血容量增加之间的联系过程被称为神经血管耦合，这个过程导致了静息态 fMRI 中的信号变化。

鉴于神经血管耦合造成了实际测量的信号变化，这样静息态 fMRI 中功能连接的变化，一方面可能反映了神经元突触后活动的变化（我们所希望的），另一方面也可能反映了神经血管耦合的某些变化而不伴有神经活动的改变。阐述静息态 fMRI 发现时，需要注意神经血管耦合的变化会直接影响 BOLD 信号。例如，咖啡因会收缩脑血管，一杯特浓咖啡可使脑血流减少 20%~30%。

神经血管耦合描述了涉及神经元集群中所有不同类型细胞的几个复杂化学过程的效果。血流动力学反应主要是血管舒张，也就是供应局部灰质含氧血的小动脉扩张（直径增大），局部血流量增大。虽然造成血管扩张的过程还没有被完全了解，但有几种化学物质是有效的血管舒张剂，可能导致了血流增加（包括钾离子和氢离子）。神经元、星形胶质细胞和中间神经元由于神经元突触输入增加的反应，会释放出这些血管活性物质。关于造成血管扩张更详细的复杂生化过程介绍超出了本入门书的范围，但在其他文献中可找到进一步的信息（参见延伸阅读）。

重要的是，许多血管活性物质释放的过程都依赖于细胞内钙的存在。这意味着研究中两个脑区或不同受试者间细胞内钙水平的差异可能对所测得的 BOLD 信号产生影响。例如健康对照组和患者组之间功能连接的差异可能由细胞内钙水平的不同所致。众所周知，很多疾病都存在钙调节异常，包括癫痫、病理性疼痛、双相情感障碍、抑郁症、精神分裂症、阿尔茨海默症和帕金森病等神经退行性疾病，以及多发性硬化症等自身免疫性疾病。因此，阐述功能连接性发现时，需要考虑细胞内钙水平的潜在作用，特别是对临床钙调节异常的人群。

▶▶ 6.3 方法学选择的影响

前面第 3 章讨论了不同的预处理选择，第 4 章和第 5 章介绍了多种功能连接指标，这些都为静息态 fMRI 数据提供了大量不同的分析方法。此外，每种方法的参数、阈值和其他选择的不同，使两个数据分析完全相同的可能性很小。虽然这不一定会有问题，但它确实会对结果的报告和阐述产生影响，下文将对此进行讨论。

6.3.1 分析和报告的指导原则

由于预处理和分析方法种类繁多，因此在期刊文章中对这些方法的报道就必须详细和全面。为了优化分析方法和报告的透明度，人脑图谱组织（OHBM）的数据分析和共享最佳实践委员会（COBIDAS）已发布了一些指南。这些指南是针对常规的 fMRI 报告，并且与静息态功能连接研究密切相关。下面将讨论 COBIDAS 指南的简短摘要，但更多信息请参阅完整的指南（延伸阅读）。

当撰写静息态的研究论文时，需要清楚描述以下几方面内容。

（1）参与的受试者（包括样本详情和纳入 / 排除标准）。

（2）给受试者的指示（静息态包括睁眼、注视等）。

（3）扫描采集参数（场强、体素大小、TR、TE、多频带因子等）。

（4）所进行的预处理步骤，包括所用的相关参数。

（5）所进行的分析步骤。

功能连接研究中的预处理流程常很复杂，包含多个不同的步骤。因此，需要描述每个步骤的细节，包括所使用的软件和软件版本（如 FSL 5.0.8）。此外，清楚描述预处理步骤的顺序也很重要。当使用内部软件时，强烈建议线上提供代码，以提高透明度和可重复性。

进行功能连接性分析时，需要包括分析的细节。例如，当进行组水平 ICA 分解时，需要描述所输入数据的情况以及维度。当进行任何类型的基于节点的分析时，需要详细说明如何定义节点（ROI），是否使用完全或部分相关，以及数值是否进行正则化。

当进行组水平统计分析时，请务必描述统计检验方法（如配对 t 检验），以及 P 值的估计方法和阈值（如置换检验）。在撰写研究发现时，需要包含和呈现全部分析结果，而不是仅选择性地报告部分符合假设或易于解释的结果。另一个需要报告的重要因素是，在 GLM 分析中都包含哪些类型的协变量。组分析常用的协变量包括性别、年龄、颅内容积和受试者的头动数据。

综上所述，研究中需要详细描述静息态 fMRI 研究所采用的方法。一般来说，阅读完文章后，读者应该能全面和完整地了解你的实验是如何进行的（应能重复全部流程），这样必须包括细节信息。仔细描述方法部分还可确保其他研究者能够采用对比分析流程，从而易于重复研究的发现。

6.3.2 功能连接结果的显示

除了方法部分撰写要足够透明和详细外，结果阐述的另一个重要方面是如何简洁和清晰地显示功能连接的结果。

对于基于体素的方法，显示相对简单，因为这些方法的结果通常有一个统计值的全脑图。这些图像可用很多常用的 fMRI 分析软件，包括 AFNI、SPM 和 FSL 进行显示。使用这些工具时，通常需要调整显示范围，更改显示颜色（如同时显示正向和负向的结果）。阐述结果时，有时需要更改显示范围，以查看低于显著阈值的结果。这种情况的一个例子是，当右侧脑区发现了一个显著结果，但对应的左侧脑区却没有。这可能被解释为一种偏侧化效应（右侧受累而左侧没有）。但是，也有可能左侧脑区具有基本相同的效应，只是稍微弱一些，这样，只有右侧超出了统计阈值而左侧没有。这将会导致截然不同的结论。通常，没有显著差异的结果不能得到任何结论，因为它或许意味着根本就没有差异，或者可能意味着略低于阈值（上面的例子）而缺乏足够的统计效力来显示。总之，需要认真思考你所观察的图像并了解这些值代表什么，以及统计检验的范围中什么是最主要的。

基于节点方法的显示更具挑战性，因为我们通常对区域之间的边（连接）更感兴趣，而对节点本身不感兴趣。当显示基于节点的结果时，可以有很多可用的选择，每个选择都强调了结果的不同方面（图 6.1）。例如，某些情况下节点的解剖位置也很重要，这就需要在全脑图上绘制结果。然而，由于脑的三维特性，这种方式可能很难看到每个边。因此，就需要更清晰显示各边的方式，如连接图、网络矩阵或网络图。这些方式仍然可以包含一些解剖信息，例如根据功能将节点进行分组（如将感觉运动节点分为一组，与 DMN 节点分开）。很多不同软件包可用于显示基于节点连接的结果。

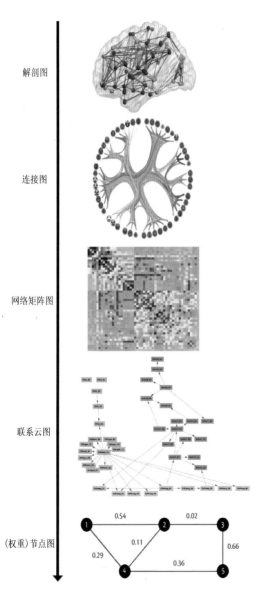

解剖图

连接图

网络矩阵图

联系云图

(权重)节点图

图 6.1 当显示基于节点的功能连接的结果时，有很多不同的形式来显示所得的发现。这些显示方式可见于图中由上至下的序列：从解剖学显示（全脑图中表示）、连接图（圆圈外周的图像显示节点位置，因而包含部分解剖信息），到矩阵图和节点图（解剖信息更抽象）。最佳的显示方式取决于研究的假设、采用的方法和所得的结果。图 5.2 中有更详细的网络矩阵图。

近来新开发的软件包常具有一个功能，即能够交互显示基于种子点的相关性脑图。这样，部分软件能实现你点击全脑任何区域，就以点击区域为种子点，显示基于种子点的全脑连接图。这有助于浏览数据库，检查既往发现的一致性，但不能替代更全面的功能连接分析。当我们把全脑中的每个体素作为一个单独的种子点并计算全脑中的每个体素的种子点相关脑图时，会产生大量的脑图，称为"密集连接体"。密集连接体的显示需要 Workbench 连接体的 Workbench 浏览器，它是为人脑连接体项目（www.humanconnectome.org）而开发的，或者采用一些其他软件进行显示。

总之，功能连接结果的显示可有很多好的选择。当决定使用哪个软件来呈现结果时，最需强调考虑哪个方面，这取决于研究的假设、方法和结果。

6.3.3 方法选择与结果阐述的关系

第 4 章和第 5 章所述的各种分析方法都能反映功能连接某些方面的情况。但是，不同类型的功能连接分析方法的结果阐述方式上存在着重要区别。希望第 4 章和第 5 章中对这些方法的讲述和优缺点的讨论能够帮助你理解它们在阐述结果时的差异。这里我们首先通过一个简单的示例，直接比较本书所述不同方法的结果（表6.1）。之后，我们对比从相同数据采用不同分析方法所得的两组结果，并讨论两种结果如何进行阐述。

第一个例子是，从两组不同受试者中采集静息态 fMRI 数据，一组目前患有重度抑郁症（MDD），而另一组匹配的受试者没有抑郁症病史（健康对照组，HC）。研究目的是确定 MDD 组和 HC

组之间的功能连接差异。对数据进行不同类型的分析，每次组分析都是假定 MDD 低于 HC 的单侧非配对 t 检验（注意这个仅是所能进行比较的示例；当缺乏结果方向性的依据时，需要研究 MDD 和 HC 任何方向的变化）。表 6.1 列出了进行组分析比较时，根据所选择功能连接分析方法的类型，所得不同结果的简要描述。表 6.1 中的表述没有涉及重度抑郁症患者的功能连接的实际表现。而此表旨在提供一个本书所讨论的所有指标的总结，MDD 仅作为示例，以便考虑如何解释结果。当然，所涉及特定于此例的细节，应该根据所进行的组分析比较进行调整。

表 6.1 一个功能连接分析的示例，根据所选择的不同分析方法，会得到不同的结论。每种方法所得的组分析结果，都是抑郁组（MDD）和健康对照组（HC）的单侧 t 检验（MDD<HC）。结果的阐述会非常复杂，特别是当一组或两组连接为阴性时（如表中双重回归所述，本章后面详述）。注意本表中没有涉及文献中 MDD 的表现，而 MDD 的相关表述仅作为示例。

基于体素的方法	
方法	**结果**
基于种子点的相关性分析	全脑图显示 MDD 患者较 HC 与种子区连接明显较低的脑区

基于体素的方法	
方法	**结果**
双重回归分析（根据组 ICA 或其他网络图）	每个成分的全脑图。以 DMN 为例，图中显示的脑区提示 MDD 较 HC 与 DMN 整体连接明显较低的区域（包括 MDD 中与 DMN 连接为负相关，而 HC 中接近于零或正相关的区域）。这些脑区可以包括 DMN 内的区域，也可包括 DMN 以外的区域，但是两组之间与 DMN 的连接存在显著差异。这两种情况下，MDD 组较 HC 组实际参与 DMN 过程的体素都更少
低频振幅	全脑图显示 MDD 患者较 HC 受试者低频功率（或分数低频功率）明显降低的脑区
局部一致性	全脑图显示 MDD 患者较 HC 受试者与邻近体素的时间序列相似性明显减低的脑区

基于节点的方法	
方法	**结果**
网络模型分析	矩阵图显示 MDD 患者与 HC 受试者哪两个节点之间的完全或部分相关性显著降低
图论分析	结果通常包括全脑和局部图论指标。例如，HC 受试者较 MDD 患者可能显示出更高的全局效率。此外，还可包括一个图，显示 MDD 患者哪些节点的中心度较 HC 显著降低
动态因果模型	通常需要一个组水平分析来比较不同的模型配置，并确定哪个方向的模型最适合所有数据，这样两组之间的比较并不常用（但也有例外，例如，采用动态因果模型识别不均质患者群内的亚组）。对于整组来说，结果根据不同的模型以及最佳拟合的配置和权重，常以矩阵的形式描述每个边连接的方向和强度。通常用箭头图进行显示

当阐述任何功能连接方法的结果时，需要考虑所选使用方法的优点和缺点。例如，在阐述分数低频振幅（fractional amplitude of low-frequency fluctuation，fALFF）分析的结果时，请记住，这种方法并不是功能连接的指标，并且对非神经元活动相对敏感。通常，只有了解分析方法的优势和不足，才能恰当和合理地阐述和讨论所得的结果。

下一个例子中我们对同一数据进行两种不同的分析，以此来说明需要根据功能连接方法以不同方式来阐述结果（特别是基于体素和基于节点的方法）。我们使用人脑连接组项目的数据，对 100 名流体智力测试（扫描仪外完成）中得分最低的受试者和 100 名同一测试中得分最高的受试者进行分组比较。组间比较采用基于体素的双重回归方法(图 6.2)，或采用基于节点的网络模型分析(图 6.3)。下面对每个结果进行简要讨论，重点是这些结果的阐述方式。这两种分析是为了提供一个不同方法相关阐述的具体例子。这些表现没有被证实或发表，任何关于流体智力的描述仅为示例。

图 6.2 显示了双重回归（基于低维组水平 ICA 网络）的结果。黄橙颜色区域反映了经阈值处理的组水平 ICA 分析结果（例如，25 个成分中 6 个位于额顶网络，另外 2 个双重回归明显差异的组 ICA 成分，这里没有展示）。绿色区域是流体智力高分者较低分者与这些成分连接更强的区域（即高分者绿色区域的时间序列更类似于网络的时间序列）。很明显，一些绿色区域位于额顶网络内部或边缘(例如在前额叶内侧皮层），而另一些绿色区域则完全位于额顶网络外部。这些发现可阐述为：流体智力测试高分者，前额叶内侧区域和额顶网络之间的连接更强、更广泛（图 6.3，方形）。此外，高分者表现出右侧颞顶枕交界区与额顶网络的连接增高，而低分者中这

二者的连接与零没有显著差异（图 6.3，箭头）。后者非常有意义，因为右侧颞顶枕交界区与空间意识有关，这样，在抽象的空间信息任务表现出色的人中，这个区域与额顶网络之间的连接增强，与它的已知功能相一致。

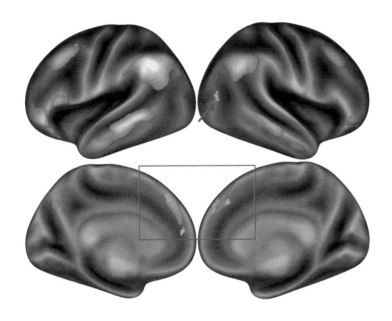

图 6.2 流体智力任务中 100 个低分和 100 个高分的受试者进行双重回归分析比较结果的示例（数据来自人脑连接组项目）。黄橙色显示的是相关组 ICA 成分脑区，这里主要是额顶网络。高分者和低分者之间的组分析比较结果显示为绿色（采用 FDR 进行多重比较校正）。结果显示，额顶网络与前额叶内侧区域（蓝色方框）以及颞顶枕交界区（蓝色箭头）之间的连接增强。

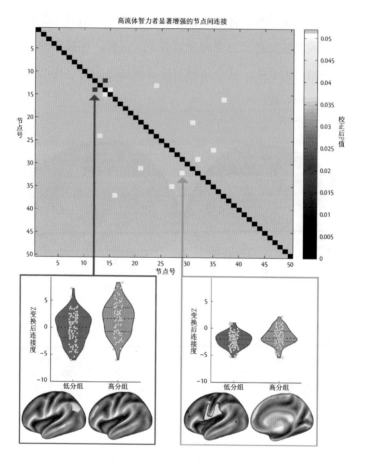

图 6.3 流体智力任务中 100 个低分和 100 个高分的受试者进行基于节点的网络模型分析比较结果的示例（数据来自人脑连接组项目）。结果显示，高分者的前额叶背外侧皮层与 DMN 的顶叶外侧皮层之间的连接增强（蓝色方框）。此外，低分者的岛盖部和前额叶内侧皮层之间的连接呈较强的负相关，而高分者更接近于零（绿色方框）。底部的小提琴图显示了两个节点之间 Z 变换后的连接度。

采用高维 ICA 获得的节点进行基于节点的网络模型分析，对相同数据进行组间比较，结果如图 6.3 所示。在 $50×50$ 的节点网络矩阵中，偏相关分析显示，流体智力高分者较低分者显著增高的两节点间连接。经 FDR 多重比较校正后，共有 7 个节点间联系存在显著性差异，其中 2 个进行了详细显示和讨论。首先，流体智力高分者的顶叶外侧节点（DMN 网络的一部分）与双侧前额叶背外侧皮层节点的偏相关性较高，而低分者接近于零。对此的阐述可能是，流体智力高分者表现出 DMN 的顶叶外侧节点与前额叶背外侧皮层之间的功能耦合，而低分者则不表现出这种耦合。前面的双重回归结果没有这个发现，是因为双重回归仅显示额顶网络连接的变化（当观察 DMN 的双重回归结果时，也不能发现这些基于节点的改变，这可能是由于全脑的多重比较进行了更严格的校正）。

基于节点的第二个结果是前额叶内侧皮层与岛盖部之间的偏相关连接变化。这个发现的阐述要更为复杂，是因为在流体智力低分者中，2 个节点之间存在着很强的负连接（即负相关），而高分者的负向连接减低（即更接近于零）。有趣的是，这一结果与图 6.2 中双重回归的结果都涉及了前额叶内侧皮层的相同区域，但是后者强调了它与不同节点的连接。这个发现可以这样阐述：前额叶内侧皮层和岛盖部之间的负连接对流体智力是不利的。但是，负连接的阐述要比正连接更具挑战性，因为它的生物学机制尚不清楚，并且不同的预处理方案也可影响负相关的存在和强度。

希望通过这个典型的基于体素和基于节点的分析结果的比较，能够提供一个有用的示例，为你思考如何阐述自己的发现提供一个起点。但是，需要认识到，任何特定结果的阐述在很大程度上取决于所研究的问题、实验设计、选择的方法和研究目的。例如，如果研究目的是了解流体智力的功能连接基础，那么发现颞顶枕交界区与额顶网络之间的连接增强，本身就可提供足够信息。但是，如果目标是确定流体智力的生物指标，则需要进一步分析（采用多变量分类/预测方法）来确定颞顶枕交界区－额顶叶何种连接度来预测流体智力的准确性。

通过基于体素和基于节点的结果分析比较，可以清楚地看出，不同的方法可以得到不同的结果（尽管这些都是功能连接方法）。它的原因可能包括：①特定方法对不同结果敏感性的固有差异；②分析维度的差异（即基于体素的方法通常研究少量的大型网络，而基于节点的方法通常涉及大量的空间较小的节点）；③多重比较校正和阈值的差异。因此，花一些时间来决定采用哪种功能连接方法是值得的。当做这个决定的时候，你应该考虑现有文献（既有知识对哪个区域最感兴趣或者这个是否未知？）以及所研究的问题（如目标是确定神经连接基础还是提出生物指标）。

6.3.4 连接：功能性、有效性或结构性

连接可以分为三种不同类型，包括功能性连接（本书讨论的主要连接类型）、有效性连接和结构性连接。为了有助于阐述所发现的连接，必须掌握这些连接的不同概念。

现在你应该对功能性连接非常熟悉了，它描述了全脑不同空间区域的信号在时间上存在相关关系。然而，正如这个描述，功能连接的概念是相对抽象的，因为它本质上是我们所得数据的统

计学特性，而不是生物学过程。当然，在阐述功能连接结果时，我们通常从功能整合或功能耦合的角度讨论结果。因此，功能连接被认为反映了经由不同神经元群之间的连接而进行的信息传递。多种手段的研究证据表明，功能连接具有生物学基础，这将在下一节互补型连接研究中进一步讨论。尽管如此，需要记住功能性连接本质上是一个相对抽象的统计概念。

在不同类型的连接中，结构性连接（也称解剖性连接）具有最强的生物学基础。结构性连接是指神经元群之间存在连接的白质纤维束（区域间存在"线路"相连）。结构连接对于连接体的绘制有重要作用，可以通过扩散 MRI 或纤维束示踪技术来进行研究。

目前需要强调的是，即使两个区域之间没有直接的结构连接，也可能发现功能连接的证据。这并不一定意味着功能连接的发现是错误的，因为大脑本身就是一个高度连接的系统。这种类型的发现通常被解释为两个区域是间接连接的。这种情况出现的最有可能的原因是：发现功能连接的两个区域都有结构和功能连接到第三个区域（或一组复杂区域），然后通过第三个区域（间接）传递信息。如第 5 章所述，偏相关是一种基于节点的方法，对这种间接连接不太敏感。另一种可能性是确实存在真实的结构联系，但扩散 MRI 无法测量。例如，当白质纤维没有髓鞘化（或非常薄）或纤维结构非常复杂时，就会发生这种情况。

当知道两个区域之间存在功能连接和结构连接时，还有一个问题需要回答，那就是：对于特定的连接，信息流的方向是什么？有效性连接是指一个神经元群体对另一个神经元群体的直接影响程度。有效连接也是一个相对抽象的术语，与功能连接类似（但程度较轻）。从生物学上讲，不同脑区之间的许多连接很可能是双向的，意味着这些区域之间可能存在自下而上和自上而下的相互作用。神经元水平兴奋性和抑制性连接的存在，使判断有效连接和潜在神经生理机制变得更加复杂。尽管如此，确定信息流的主要方向仍是理解连接体的重要内容。

采用 fMRI 数据研究有效性连接具有挑战性。因为许多有效性连接方法都是所谓基于滞后的方法，例如 Granger 因果关系检验。如第 5 章简要所述，基于滞后的方法是假设 A 区首先发生，然后B 区，那么连接的方向必然是从 A 区到 B 区。但是，由于 fMRI 是神经活动的间接和缓慢的测量，特别是相对于神经活动的时间（通常是毫秒），fMRI 的时间信息有限，进行这些滞后分析存在困难。但是，其他手段可成功应用基于滞后的方法，下节进行讨论。因此，其他不依赖于时间延迟的方法才能够从 fMRI 数据中判断方向性。

总之，本节详细讨论了三种不同类型的连接，以及一些紧密相关的内容，如间接连接和直接连接。当阐述你的发现时，如果使用符合这些定义的术语，读者能很好地理解你的发现。同时记住，功能连接本质上是一个相对抽象的概念，有些偏离神经生理基础。

▶▶ 6.4 互补型连接研究

到目前为止，本入门书仅专注于通过静息态 fMRI 数据进行功能连接分析。这是因为与其他方法相比，MRI 是一种无创性获得较高空间分辨率数据的方法。因此它是功能连接研究的最常用方法。然而，为了完全了解功能连接，还有很多至关重要的互补性研究手段。具体来说，多种手段方法在帮助我们深入了解功能和解剖连接之间的关系、更好地理解某些连接特征（如随时间的动态变化）以及研究 BOLD 信号的神经生理机制方面起着至关重要的作用。

在本节中，我们将讨论几种研究连接的重要互补性方法。本节旨在概述这些方法的优势和不足，明确它们所能提供仅靠 fMRI 无法实现的发现。本节不是这些手段迄今所有研究的综述。相反，它的目的是更好地理解这些手段，以帮助我们深入了解功能连接。如果你想阅读这些领域的系统回顾，请看"延伸阅读"中列出的几篇综述文章。

6.4.1 扩散成像

进行多模态 / 多手段的连接研究，最直接的候选方案可能就是扩散 MRI。扩散 MRI 是一种对水分子扩散敏感的无创性 MRI 检查方法。扩散描述了分子的扩散过程，就像把一滴墨水滴到一杯水里，墨水就会从最初的一滴慢慢扩散到整杯。当水分子自由移动时，扩散在各个方向上的水量都是相等的（这称为各向同性扩散），但当某个方向存在限制（如组织边界）时，扩散在各个方向上的水量就不相等（各向异性扩散）。在脑白质纤维束中，水分子沿着轴突方向比垂直轴突方向扩散更自由，这使得信号对轴突方向及其微观结构（如大小、密度、髓鞘化等）非常敏感。扩散 MRI 的常见参数包括平均扩散系数（体素内的扩散总量）和各向异性指数（体素内扩散各向异性的程度）。扩散 MRI 数据也可用于纤维束示踪成像，例如绘制全脑的白质纤维束。这样，扩散 MRI 就提供了一种有价值的结构连接评价方法，可无创性地用于人脑的相关研究。

　　扩散 MRI 作为静息态 fMRI 的补充方法，使我们能够确定功能连接是否存在相关的直接结构连接。扩散成像的相对不足包括不能确定白质纤维束起始和终止的精确位置，对无髓鞘白质纤维束不敏感，以及难以分离复杂的纤维结构（如含交叉和联合纤维的区域）。需要记住的是，虽然功能连接可以同时反映多突触和单突触（间接和直接）连接，但扩散 MRI 仅对后者敏感。这些弱点中部分可通过下面讨论的其他互补技术解决，而另一些则需要进行尸体解剖才能更好地理解。尽管存在这些缺点，扩散 MRI 仍是一种有用的技术，通常与静息态 fMRI 一起进行采集。

　　联合扩散 MRI 和静息态 fMRI 的研究反复表明，静息态 fMRI 获得的功能连接可反映内在的白质结构连接。由于解剖连接的验证是绘制人脑连接的重要方面，因此扩散 MRI 在连接组学中起着重要作用。研究同时获得这两种模式的另一个优点是，它可帮助发现患者和健康对照者之间功能连接异常的任何结构异常基础。由于这些原因，很多静息态 fMRI 研究，包括诸如人类连接组计划的大规模研究，除了采集静息态数据外还采集扩散 MRI 数据，以进行多种手段的分析和验证。

6.4.2 电生理学方法

　　另一组电生理学方法，如脑电图（EEG）和脑磁图（MEG），可以帮助我们理解功能连接，这是仅靠静息态 fMRI 无法实现的。当神经元活动时，通过迅速改变细胞膜电位来产生动作电位。这种电活动可以从颅外测量，或者通过放置在头皮上的电极测量电流（EEG），或者使用 MEG 扫描仪测量这些电流所产生的磁场。本节将重点讨论人体的无创性电生理测量，而动物的电生理技术将在下一节讨论。

电生理测量与 fMRI 相比有两个重要的优势。首先，EEG 和 MEG 是比 fMRI 更直接的测量神经元活动的方法，因为它们无需血流动力学反应调节。第二个优势是电生理学测量较 fMRI 有更好的时间分辨率，因为它们每秒能进行许多测量。例如，EEG 的采样率通常为每秒 200~1 000 个数据，而 fMRI 中的 TR 为 1~3 秒（即通常每秒低于一个数据）。此外，fMRI 和 EEG（但不包括 MEG）数据可同时采集，这为直接比较电生理学和 BOLD 静息态信息提供了很好的途径。

EEG 和 MEG 的高时间分辨率使我们可以进行时间动态功能连接的研究，如用 MEG 识别持续 200~300 毫秒的脑瞬时状态。正如第 5 章所述，由于血流动力学反应造成的延迟，采用 fMRI 研究这些连接随时间的快速动态变化具有挑战性，而电生理学指标为在更快的时间尺度上研究功能连接提供了重要的互补技术。

EEG 和 MEG 的不足是难以确定放电活动的位置（即起源）。因此，与 fMRI 相比，这些电生理学方法的空间分辨率较差；最多在 10 毫米水平，而 fMRI 为 1~3 毫米。尽管如此，这些方法远远超过 fMRI 的时间分辨率优势，意味着采用电生理学方法与 fMRI 相结合的功能连接研究可以获得很多好处。

值得注意的是，一种称为皮层脑电图（ECoG）的有创性方法也越来越多地被用于因医学原因（如癫痫）需要 ECoG 的人类功能连接研究。ECoG 是在移除颅骨后将电极网格直接放置于皮层表面。与 MEG 和 EEG 一样，EGoC 的主要优点是提高了时间分辨率，因此 ECoG 也被用于研究电极覆盖区域内局部静息态功能连接的时间和频率特性。

6.4.3 动物功能连接研究

上一节主要关注人类的无创性电生理学方法。然而，动物的 fMRI 和神经记录方法对于更系统地理解静息态 fMRI 数据和 BOLD 信号也是非常有价值的（这在第 1 章和本章前面已经讨论过，这里不再重复）。

动物进行功能连接研究的优势是，它允许我们进行干预性手段（包括光遗传学或电学操作或药物干预），而且能够使用如啮齿动物疾病模型来研究疾病的发病机制。此外，与人类研究相比，动物研究可以采用更多的有创性神经科学研究方法。更广泛数据采集手段的使用，意味着研究可受益于所选择各种方法的优势（常包括更好的信噪比、更好的空间和时间分辨率）。例如，一个小鼠模型可用于显示小胶质细胞缺陷与自闭症样行为障碍以及功能连接异常之间的因果关系。这个例子充分利用了上述优势，由于使用啮齿动物疾病模型，能够记录动物自由活动和麻醉 fMRI 下的局部电位，从而了解细胞突触水平的变化与所致行为和连接异常之间的关系。

采用动物进行功能连接研究的缺点（除了伦理问题）是，从动物获取数据通常涉及麻醉剂的使用。这些麻醉剂已被证实会降低功能连接，并诱发高碳酸血症（血中 CO_2 水平升高）从而影响

BOLD 信号。尽管研究表明清醒和麻醉动物中观察到的功能连接网络有很好的一致性,但麻醉剂的影响仍是一个重要缺点。因此,进行清醒扫描或应用能在清醒和自由活动动物中使用的先进数据采集技术,避免了麻醉剂的更多使用。

6.4.4 理论神经科学与模拟神经网络

通过静息态 fMRI 研究,我们知道大脑本质上是由高度连接的脑区组成的大的功能网络。但是,这并没有提供对这些网络的物理理解。因此,我们目前还不清楚为什么有这样的网络构造,或者这些网络的不同区域发生了什么类型的信息处理。理论神经科学的目标是通过模拟计算机神经网络模型重建我们看到的网络,从而来解决这些类型的物理问题。理论神经科学方法的工作方式是开发神经元群的生物信息模型,并将这些模拟模型的组织和动态结果与 fMRI 和其他手段所得的数据进行比较。理论神经科学的目的是确定哪些生物信息特征对重建现实功能网络是必需的。

模拟方法的主要优点是,它们可建立不同类型连接(如结构和功能性)之间的联系,并跨越从单个神经元放电到更大神经元群体乃至全脑的多个研究范畴。模拟神经网络模型已显示解剖连接是功能连接网络的基础,并且较长时间范围内功能连接都与解剖连接相匹配(尽管较短时间间隔内会发生变异)。此外,模拟方法已被用于揭示诸如耦合强度、传导速度和"噪声"等方面,这些对重建全脑的动态网络结构是至关重要的。

这种方法的一个重要局限性是人脑的复杂性,这意味着尚不能阐述全脑数十亿个神经元的模型。另一个局限性是,神经网络模型必然涉及很多假定和简化（部分原因是第一个复杂性的限制），因此，需要根据动物和人类研究中采用各种成像手段获得的广泛结果进行仔细验证。

6.4.5 经颅刺激方法

经颅刺激方法采用电信号或磁场来改变特定空间位置局部脑组织的神经元活动。因此本节讨论的方法不是记录大脑数据的成像方法，而是允许研究人员造成神经活动暂时变化的干预方法。例如经颅直流电刺激（transcranial direct current stimulation，tDCS）要在头皮上放置两个电极，并通过这些电极施加极低的电流。tDCS 的作用是使神经元的静息膜电位在短时间内超极化或去极化。tDCS 可能有两种刺激类型：阳极刺激通过细胞去极化导致神经元兴奋性增加；而阴极刺激通过超极化降低神经元兴奋性。经颅磁刺激（transcranial magnetic stimulation， TMS）是另一种刺激方式，通过局部交变磁场在神经组织中产生感生电流。因此，TMS 可用来直接触发动作电位，或者改变 TMS 刺激的模式（如脉冲刺激），采用类似于 tDCS 的方式，改变神经元的兴奋性。脉冲 TMS 和 tDCS 都可用于触发脑局部区域神经放电的暂时变化，这种变化在刺激后会持续一段时间。

采用刺激方法与 fMRI 联合应用的主要优点是，能够以暂时和安全的方式进行干预人脑局部神经放电的实验。因此，采用 TMS 和 tDCS 等方法能够研究局部神经放电和全脑功能连接之间的因果关系，通过直接干预假设的连接，从而确认该区域的相关性。这对提高功能连接的理解很重要，因为我们能以可控方式中断连接，并研究中断后的空间和时间结果。TMS 和 tDCS 等方法也可用来治疗那些被认为是由功能连接改变起主要作用的疾病（如抑郁症和精神分裂症）。刺激方法和 fMRI 的联合应用可能有助于阐明这些疾病中功能异常的通路。

经颅刺激方法的重要缺点是这些方法的效果在不同人之间以及不同时间内都有很大的差异。这在很大程度上与刺激位置的微小变化会导致刺激效果的巨大变化有关。鉴于这些缺点，需要更好地了解这些刺激方法所涉及的生理机制，优化 TMS 和 tDCS 的应用，所以这些重要领域正在进行着大量研究。无论如何，刺激方法是目前我们能在神经元水平上对健康人进行干预的极少数方法之一，因此这些技术在很多类型的神经影像学研究中，包括功能连接研究中发挥着重要作用。

▶▶ 6.5 结论

这本入门书的最后一章重点介绍了阐述静息态功能连接结果时需要考虑的关键问题。结果阐述具有挑战性，研究人员对如何描述和解释某些结果的意见存在分歧并不少见。这种不一致可能是由于对造成 fMRI 连接变化的生物和生理机制尚知之甚少造成的。因此，需要与共同作者或合作者广泛讨论你的发现，并如本章所述，考虑阐述结果相关的所有因素。

本章还包括不同类型的互补型技术的总结，包括电生理学、理论神经科学和经颅刺激方法。由于缺乏对潜在生物机制的理解，我们特别纳入了这些研究，因为结合不同类型互补性采集手段的多模态研究，对研究 BOLD 连接和潜在生物过程之间的联系至关重要。

读完这本入门书后，你应该清楚，静息态功能连接的研究领域尚处于相对早期的阶段，正迅速发展着，并且很可能在未来几年继续发展。新的和改进的功能连接预处理和分析方法不断发展，仔细比较将变得越来越重要，以便就最佳的处理过程达成共识。未来的多模态研究需要使用多种互补技术，以更好地描述功能连接改变及其潜在的生物和生理过程。

目前，功能连接是一个令人兴奋的领域，因为它正在迅速发展，在此领域的科学家数量急剧增加，他们拥有各种不同的背景和相关技能，从而为研究做出贡献。我们希望这本入门书能作为一个起点，帮助读者走进这个激动人心、快速发展的神经科学领域！

总结

- 功能连接结果的阐述是此研究领域的一个重要和具挑战性的方面。由于对所观察到 BOLD 功能连接变化的生物学机制缺乏充分理解，所以使它变得更加复杂。
- 阐述结果时，需要牢记以下几点。
  - ◆ 受试者的精神状态（疲劳、焦虑和持续的思维过程）可能会影响结果。
  - ◆ BOLD 数据是一种间接的、时间缓慢的神经元活动检测方法，由血管扩张所介导。

◆ 结果的阐述应考虑所使用分析方法的影响。

● 功能连接研究可使用多种不同的技术（不仅 fMRI），
  其中很多手段具有高度互补性，对于充分理解连接组学
  来说是必不可少的。

◆ 扩散成像可以用于显示结构性连接。

◆ 电生理测量较 fMRI 的优势是具有更高的时间分辨率。

◆ 动物模型研究可有助于更好地理解健康和疾病状态下
  连接改变的生物学机制，因为它允许更广泛的数据采
  集方式和（药物）干预。

◆ 计算建模方法可用于模拟神经网络，从而了解哪些特
  征对真实数据中网络的存在是至关重要的。

◆ 经颅刺激方法是能用于暂时改变人脑功能连接的干预
  方法。

延伸阅读

● Christoff, K., Irving, Z.C., Fox, KC.R., Spreng, R.N.,
  & Andrews- Hanna, J.R. (2016). Mindwandering as
  spontaneous thought: a dynamic framework. Nature
  Reviews: Neuroscience, 17, 718–731. Available at: http://
  doi.org/ 10.1038/ nrn.2016.113.

◆ 讨论 DMN 和自发认知关系的回顾性文献。

- Damoiseaux, J.S., & Greicius, M.D. (2009). Greater than the sum of its parts: a review of studies combining structural connectivity and resting- state functional connectivity. Brain Structure & Function, 213(6), 525–533. Available at: https:// doi.org/ 10.1007/ s00429-009-0208-6.

  ◆ 多模态 DTI 和 fMRI 连接发现的回顾性文献。

- Deco, G., Jirsa, V.K., & McIntosh, A.R. (2013). Resting brains never rest: computational insights into potential cognitive architectures. Trends in Neurosciences, 36(5), 268–274. Available at: https:// doi.org/ 10.1016/ j.tins.2013.03.001.

  ◆ 理论神经科学方法的回顾性文献。

  Deco, G., Jirsa, V.K., & McIntosh, A.R. (2011). Emerging concepts for the dynamical organization of resting- state activity in the brain. Nature Reviews: Neuroscience, 12(1), 43–56. Available at: https:// doi.org/ 10.1038/ nrn2961.

  ◆ 理论神经科学的另一篇回顾性文献，总结了模拟神经网络的几个关键发现。

- Gozzi, A., & Schwarz, A.J. (2016). Large- scale functional connectivity networks in the rodent brain. NeuroImage, 127, 496–509. Available at: http:// doi.org/ 10.1016/ j.neuroimage.2015.12.017.

  ◆ 啮齿动物研究大范围功能连接网络的回顾性文献。

- Lauritzen, M. (2005). Reading vascular changes in brain imaging: is dendritic calcium the key? Nature Reviews. Neuroscience, 6(1), 77–85. Available at: http:// doi.org/ 10.1038/nrn1589.

  ◆ BOLD 相关神经生理变化的综述。

- Logothetis, N.K. (2008). What we can do and what we cannot do with fMRI. Nature, 453(7197), 869–878. Available at: http:// doi.org/ 10.1038/ nature06976.

  ◆ 产生 BOLD 信号的神经生理机制的进一步综述。

- Margulies, D.S., Béttger, J., Watanabe, A., & Gorgolewski, K.J. (2013). Visualizing the human connectome. NeuroImage, 80(0), 445–461. Available at: https:// doi.org/ 10.1016/j.neuroimage.2013.04.111.

  ◆ 讨论显示连接结果的挑战，包括不同显示方式的一些有用的总结图表。

- Nichols, T.E., Das, S., Eickhoff, S.B., Evans, A.C., Hanke, T.G.M., Kriegeskorte, N., et al. (2015). Best Practices in Data Analysis and Sharing in Neuroimaging using MRI. Available at: https:// doi.org/ 10.1101/ 054262.

  ◆ 数据分析和共享最佳实践委员会（COBIDAS）关于神经影像报告最佳实践的报告。连接分析有专门一节（5.6），但也要看看附录 D 的检查表，其中有关于撰写结果时需要的各种信息的总结。

● Picchioni, D., Duyn, J.H., & Horovitz, S.G. (2013). Sleep and the functional connectome. NeuroImage, 80, 387－396. Available at: https:// doi.org/ 10.1016/ j.neuroimage.2013.05.067.

◆ 睡眠对功能连接和很多其他测量影响的综述。

Sui, J., Huster, R., Yu, Q., Segall, J.M., & Calhoun, V.D. (2014). Function－ structure associations of the brain: evidence from multimodal connectivity and covariance studies. NeuroImage, 102 Pt 1, 11－23. Available at: https:// doi.org/ 10.1016/ j.neuroimage.2013.09.044.

◆ 讨论很多采用多种不同影像学手段研究连接的回顾性文献。

● Zhan, Y., Paolicelli, R.C., Sforazzini, F., Weinhard, L., Bolasco, G., Pagani, F., et al. (2014). Deficient neuron－microglia signaling results in impaired functional brain connectivity and social behavior. Nature Neuroscience, 17(3), 400－406. Available at: https:// doi.org/ 10.1038/nn.3641.

◆ 文中介绍了自闭症的啮齿动物研究。

致谢

　　许多人为这本入门书的编写和出版做出了贡献。特别是，我非常感谢给我机会撰写这本书的编辑，尤其是 Mark Jenkinson，在写作过程中给予的持续的支持和鼓励。我也感谢我的合著者 Christian 和 Stephen，在编写本书的过程中他们提供了富有洞察力的评论和妙趣横生的讨论。此外，我也要感谢 Zobair Arya、Jon Campbell、Michael Chappell、Falk Eippert、Stefania Evangelisti、Olivia Faull、Ludovica Griffanti、Sam Harrison、Saad Jbabdi、Mark Jenkinson、Fred Lenz、Paul McCarthy、Thomas Nichols、Michael Sanders、Charlotte Stagg 和 Anderson Winkler，他们为本书早期版本的校对和评论提供了意见。我还要感谢 Paul McCarthy 帮助制作了封面。最后，我要感谢我的丈夫 Maarten Vooijs，感谢他对这本书的校对和对我的不断鼓励、支持和耐心。

Janine Bijsterbosch